GREY'S ANATOMY

Indiscrétions d'une infirmière

GREY'S ANATOMY

Indiscrétions d'une infirmière

Fleuve Noir

Titre original :
Notes from the Nurses' Station
écrit par Stacy McKee

Traduit de l'américain par Michèle Zachayus

Touchstone Television

Cover design and drinking glass photo © Kwasi Osei
Cast photo © Touchstone Television and ABC, Inc.

ISBN : 978-2-265-08558-9

GREY'S ANATOMY

Indiscrétions d'une infirmière

Bienvenue au pôle de l'infirmerie

Votre source officieuse de ragots au Seattle Grace…

La plupart des gens connaissent bien l'hôpital Grace. Après tout, c'est un des hôpitaux les plus prestigieux des États-Unis d'Amérique ! Des patients arrivent des quatre coins du monde pour s'y faire soigner… Et des médecins de la terre entière bataillent pour venir y exercer leur art. Cet hôpital est l'as des as.

Mais… bon ! Est-ce tellement passionnant *a priori* ?

Qui préférerait parler politique des grands hôpitaux plutôt que de savourer les derniers bruits de couloir – genre qui vient de s'envoyer en l'air dans la salle de garde ?

(Sourire). Et c'est là j'entre en scène…

Je m'appelle Debbie, infirmière de mon état depuis… pas mal de temps, dirons-nous ! J'ai en charge le département chirurgie du Seattle Grace – autrement dit, j'y passe le plus clair de mon temps… à mener mes subalternes à la baguette.

J'adore mener mon monde à la baguette ! Surtout les internes en chirurgie…

Voilà aussi pourquoi j'aime tant cette période de l'année. C'est au beau milieu de l'été que commence le programme annuel d'internat en chirurgie. D'ici quelques jours à peine, notre tout nouveau groupe d'internes se présentera, tout rose tout frais, plein de zèle et d'enthousiasme…

Des agneaux qu'on mène à l'abattoir ! Les malheureux ne se doutent pas de la galère qui les attend…

Voilà ce qui est si amusant ! Tous les ans, les nouveaux internes sont jetés dans l'arène – et provoquent chaque fois plus de drames que vous ne pourriez l'imaginer !

Mon ami Joe (le barman qui tient le bar juste de l'autre côté de la rue) et moi aimons tenir les petits à l'œil – notre passe-temps favori, en quelque sorte. Notre feuilleton télévisé personnel…

C'est là aussi qu'intervient mon blog… Ma façon de vous divertir en vous racontant ce que je fais, qui je vois, ce que je sais… et tous ces ragots croustillants dont nous raffolons !

Putain, quand on se tape des journées aussi longues que celles-là, il faut bien trouver son plaisir quelque part, non ?

TOUT AU SUJET DE DEBBIE

ÂGE :	Ah… Vous aimeriez bien le savoir, hein ?
PASSE-TEMPS :	Tenir un blog, jouer aux fléchettes, tourmenter les jeunes internes en chirurgie et faire du karaoké.
MES BÊTES NOIRES :	Les voisins bruyants, les patients qui stockent en cachette leurs traitements, les bassins à nettoyer, les anesthésistes (oui, je continue pourtant à flirter avec ces messieurs… Ça pose un problème à quelqu'un ?)
CE QUE J'AIME :	Mon chat (Skittles), mon boulot, le bar de Joe et les voyages.
PLAT FAVORI :	Les pains au chocolat.

PLAT DÉTESTÉ :	Le pudding de l'hôpital.
RÉCOMPENSES :	Élue Infirmière de l'Année du Seattle Grace (cinq années de suite), Meilleur sketch satirique des infirmières (deux fois), Championne en titre de Karaoké (à l'*Emerald City Bar*, concours annuel) et Premier Prix au concours de fléchettes de l'*Emerald City Bar.*

Messagerie instantanée

Debbie-la-commère – connexion à 15 h 12

Debbie-la-commère :	Eh ! Joe, tu es là ?
Joe-je-sais-tout :	J'attendais l'heure du cocktail... Ça baigne ?
Debbie-la-commère :	Tu n'as pas oublié, pour demain ?
Joe-je-sais-tout :	Tu plaisantes ? J'ai même commandé une caisse supplémentaire de tequila pour l'occasion...
Debbie-la-commère :	L'arrivée des nouveaux internes... Espérons que personne ne fera son « 007 » dès le premier jour comme l'an dernier...
Joe-je-sais-tout :	Au contraire ! Voilà le genre de déveine noire qui les pousse à boire !
Debbie-la-commère :	Tu espères qu'un patient manquera de passer l'arme à gauche rien que pour te permettre de vendre plus de bibine ?

Joe-je-sais-tout :	Je suis barman, figure-toi. C'est mon boulot.
Debbie-la-commère :	J'ai entendu dire que le Tyran comptait assigner aux novices les 48 heures rituelles du premier tour de garde...
Joe-je-sais-tout :	Je l'adore !
Debbie-la-commère :	Eh oui... Par bien des côtés, Bailey est mon héros.
Joe-je-sais-tout :	Comme tu es le mien !
Debbie-la-commère :	La ferme, Joe !
Joe-je-sais-tout :	La façon que tu as de changer les bassins... tout un art...
Debbie-la-commère :	Je suis sérieuse : la ferme !

Debbie-la-commère – déconnexion à 15 h 25.

Ils sont de retour... !

Il faudrait vraiment éviter de tomber malade pendant le mois où les nouveaux internes se présentent... Si vous n'êtes pas déjà mourant, ils se chargeront de vous expédier outre-tombe tellement ils sont ignares ! Alors, croyez-moi, les amis : évitez à tout prix l'hôpital Grace ce mois-ci !

Eh oui, c'est de nouveau l'arrivée annuelle des bleus... Les « chirurgiens novices », comme j'aime à les appeler.

Avec mes collègues infirmières en chirurgie, nous parions toujours sur celui ou celle, parmi les nouveaux venus, qui méritera le surnom de « 007 » – vous savez, permis de tuer... J'ai misé mon pognon sur la jolie blonde travaillant avec le docteur Bailey (*alias* le « Tyran »). À en croire la rumeur, elle était mannequin en lingerie fine. Rien que ça !

Nos petits paraissent particulièrement… novices… Impossible de prédire dans quel genre de galère ils vont bientôt se fourrer…

Les résidents et les titulaires adorent les secouer un bon coup dès le départ. Traduction : leur filer une sacrée pétoche ! Tout le monde a ses méthodes…

Bailey par exemple aime les épuiser à la tâche. 48 heures sans discontinuer pour leur première garde… Ça paraît un peu extrême, mais bon… Nous parlons du service Chirurgie, après tout. Une spécialité fourmillant de sportifs et de tyrans. Si vous n'êtes pas taillé pour ça, autant vous en rendre compte tout de suite.

Et le docteur Burke ? Notre superstar en chirurgie cardiaque… Chaque année, il sélectionne un ou une interne pour l'assister au bloc dès le premier jour. Il choisit d'ailleurs sa victime avant même que le groupe ne se présente sur son lieu de travail…

Parfois, il jette son dévolu sur l'imbécile le plus arrogant, le m'as-tu-vu de la bande – histoire de remettre le mec ou la nana à sa place. D'autres fois, il vise plutôt à éliminer le maillon faible – c'est sa version de la première règle naturelle : la survie des plus forts…

Je me demande lequel ou laquelle sera dans son collimateur cette année.

La princesse de la médecine

Bon… ça s'améliore ! Cette année, nous avons dans le tas des « têtes couronnées de la médecine »…

Je travaille au Seattle Grace depuis longtemps, mais même un nouveau venu ici aura entendu parler de la célèbre Ellis Grey ! Une véritable légende en ces lieux – un des chirurgiens les plus renommés de l'hôpital.

Or, figurez-vous qu'une de nos nouvelles internes est sa fille ! Si seulement Liz (l'ancienne assistante d'Ellis au bloc) travaillait encore ici, elle adorerait tourmenter le rejeton Grey ! À moi donc la mission sacrée de lui mener la vie dure... (Un petit clin d'œil !)

Cette année, les internes ne sont pas les seuls petits nouveaux : en fait, notre chef de service a fait venir un neurochirurgien très en vue de New York !

Je ne l'ai pas encore rencontré, pour ma part, mais les infirmières de jour le décrivent comme un « beau mec sous sa blouse blanche »... Naturellement, s'il ne se révèle pas à la hauteur au bloc, ses beaux yeux bleus ne lui sauveront pas la mise. Mais connaissant le chef de chirurgie, ça m'étonnerait fort. Webber a l'œil quand il s'agit de dénicher les talents.

À propos... j'ai perdu mon pari. Le « 007 » de l'année n'est pas notre top model finalement, mais celui que Burke avait désigné... Un certain O'Malley.

Burke l'a fait participer à une appendicectomie, et le gosse s'est dégonflé à la dernière minute en lâchant le fil de la bourse... La cavité thoracique du patient s'est aussitôt remplie de saletés... Franchement ! Comment peut-on foirer à ce point une appendicectomie ?

Enfin... La garde commencera tôt de bon matin, alors je ferais mieux d'arrêter là. Je reviendrai avec bien d'autres trucs à raconter, c'est certain !

Les chirurgiens novices : descriptions et prédictions

L'année s'annonce très longue, avec notre fine équipe d'internes en chirurgie... Un petit tour de piste, ça vous tente ?

Chaque année, mes collègues et moi nous livrons au jeu des

prédictions sur les bleus... Qui craquera nerveusement, qui aura l'honneur douteux d'achever le premier un des patients... qui finira vraisemblablement maqué avec qui...

(Car vous devriez savoir que dans cet hôpital, des couples se forment *tout le temps* ! Surtout chez les internes... Alors, c'est toujours amusant d'essayer de deviner qui ôtera le premier la petite culotte de qui !)

Meredith Grey

Le portrait craché de sa mère au même âge... Semble réservée, mais c'est une fille à surveiller de près. Elle a déjà commencé à se faire valoir au détriment des petits camarades – et en présence de notre chef, pas moins.

Elle paraît assez tête en l'air pourtant. Quelque chose doit la turlupiner. Aurait-elle un secret ? Là aussi, elle rappelle furieusement sa mère...

On dirait qu'elle a déjà tapé dans l'œil du nouveau spécialiste, le docteur Shepherd... Il la laisse volontiers l'assister au bloc – un sacré avantage, pour une interne. Elle a dû drôlement l'impressionner...

Qu'est-ce que je disais ? Celle-là, il faudra la garder à l'œil.

Prédiction : elle marchera sur les traces de sa mère – si elle prouve qu'elle est à la hauteur. Et je dirais qu'elle cache bien son jeu. Mais j'ignore encore son secret.

Cristina Yang

Déjà, je ne la supporte plus ! Quelle sale petite morveuse ! Une dévergondée trop maligne pour son bien... Autrement dit, elle fera certainement un sacré bon chirurgien. Mais travailler avec elle... Ce sera pratiquement mission impossible !

À ce qu'il paraît, elle fait de la moto – ce qui en dit déjà long sur elle. Sur son caractère intrépide, son sentiment d'invincibilité...

Ou disons du moins que c'est l'image qu'elle veut donner d'elle-même.

Quant à son relationnel avec les patients… nul ! Un jour, elle risque de le payer cher. En ces lieux, il faut être irréprochable sur toute la ligne – le chef de chirurgie n'accepte rien de moins.

Prédiction : elle est trop sûre d'elle-même. Quelque chose finira par ébranler sérieusement ses convictions. Je prédis aussi qu'elle sera la première du groupe à faire cavalier seul – à s'acquitter comme une grande d'une intervention au bloc.

Izzie Stevens

Une ex-top model en lingerie fine… Une blonde superbe. Sérieusement ? Elle n'a rien à faire dans un service de chirurgie ! Ne serait-ce que parce que… Les autres internes n'en feront qu'une bouchée !

Cela dit, elle apprend vite. Et elle a déjà tenu tête à Bailey – pour ça, croyez-moi, il faut des tripes !

Elle a un don inné pour établir des relations avec ses patients. Le genre de chose qui ne s'enseigne pas. Ou vous l'avez, ou vous ne l'avez pas.

Prédiction : à première vue, c'est elle qui craquera et qui jettera l'éponge. Mais à la réflexion… je pense qu'elle a de quoi surprendre tout le monde, au fond. J'ai comme l'impression qu'elle adore surpasser les attentes de son entourage.

George O'Malley

Ah… « 007 » ! J'aurais presque pitié du bougre. Il paraît tellement dépassé ! Il n'y a pas une once d'agressivité en lui. Je retire ce que je viens de dire à propos de Stevens : O'Malley n'est absolument pas dans son élément, il sera le premier à baisser les bras.

Certes, il veut devenir chirurgien, mais... a-t-il ce qu'il faut pour ça ?

En outre, il a visiblement flashé sur Grey et lui voue une adoration de petit chien... C'en est pathétique.

Prédiction : O'Malley est du genre à souffrir en silence. Il n'arrivera jamais à se maquer avec Meredith Grey. Quant à sa future carrière ? Je ne lui en prédis aucune. Je lui donne six mois au maximum avant de quitter le programme.

Alex Karev

En voilà un qui a ce qu'il faut pour être chirurgien ! D'après la rumeur, il vise la chirurgie esthétique. Ça lui conviendrait très bien.

Non pas que je l'aime, ce gosse... D'ailleurs, je trouve que c'est de loin le plus exécrable du groupe ! Et vous devriez voir comment il drague tout ce qui porte jupon dans le service... Celui-là adore tenter sa chance.

Ma collègue Olivia l'a apparemment à la bonne. Elle est jeune, la pauvrette... J'essaie de lui expliquer que des internes comme Karev, ça ne vaut franchement pas tripette comme conquête, mais bon...

Parfois, il faut faire ses propres erreurs pour apprendre.

Prédiction : Karev sera le trublion du groupe. Il fera honte à tout le monde (tout en s'offrant à la moindre occasion les jolies poulettes de la salle de garde).

Qui est qui au Seattle Grace ?

Je viens de réaliser que je parlais de nos chirurgiens comme si vous les connaissiez déjà tous... Alors, histoire de balayer toute confusion, voici un superbe lot de scoops !

Les *miens*, bien évidemment ! Car ne nous leurrons pas, je sais des trucs sur ces gens auxquels ils ne feraient jamais allusion dans leurs propres bios !

Richard Webber, chef de chirurgie

Le chef, le grand manitou… Marié, sans enfants, un chic type… À l'époque, il était interne ici avec Ellis Grey. Ce que je tiens de la bouche même des infirmières les plus chevronnées du Seattle Grace ? Disons que Richard et Ellis étaient… hum… intimes. Se retrouver maintenant le boss de Meredith Grey doit lui faire drôle…

Docteur Preston Burke

Chirurgien cardiaque… Spécialiste du cœur et des poumons, donc. (Il joue de la trompette, figurez-vous, et nous essayons toujours de le convaincre de se produire à notre petite fiesta des vacances)… Il détient le taux de mortalité le plus faible de tout l'hôpital. Ce type est une véritable machine à opérer ! Jusqu'au bout des ongles… Et vous devriez voir comment il se comporte lorsque le service de nettoyage prend du retard et qu'il n'a pas son calot de chirurgien à temps !

Docteur Derek Shepherd

Le petit nouveau… Le surdoué qui nous arrive de New York. D'après la rumeur, Webber et lui se connaissent bien. Mais on n'en sait pas plus. Shepherd évite d'évoquer son passé. Je sais en revanche que c'est un as dans son domaine ! À lui seul, il constitue une véritable valeur ajoutée pour notre département de neurochirurgie. Et peu importent ses petites frictions occasionnelles avec Burke… Car s'il y a une chose que Burke déteste, c'est bien de se voir souffler la vedette…

Docteur Miranda Bailey

Je sais, je ne devrais pas avoir de chouchous... Mais que voulez-vous ! Ma préférée, c'est Bailey ! J'aime les gens de son acabit pleins de bon sens, qui appellent un chat un chat. En outre, c'est un étonnant chirurgien généraliste. Miranda commence vraiment à rayonner dans le service. Titulaire, elle a directement en charge ces galopins d'internes. Bon sang ! Si vous voyiez son mari ! Voilà une conquête en or !

Mamour est parmi nous...

Waouh ! Hier, une malheureuse a été admise dans un sale état à la suite d'une agression... Je n'avais encore jamais vu notre équipe aussi soudée.

Il s'en passe peut-être de bonnes par ici, mais quand un cas pareil se présente... toute votre perspective en est chamboulée.

Malgré ses traumatismes, on dirait que la pauvre va s'en sortir finalement. Et quelle battante, mes aïeux ! Nous avons retiré de son œsophage perforé un bon morceau du pénis de son agresseur – oui, vous avez bien lu, son *pénis* !

C'est cela : elle le lui a tranché d'un coup de dents !

Voir le docteur Burke en perdre la voix en salle d'opération, croyez-moi, ça n'arrive pas tous les jours ! Alors, pour la postérité, je confirme : il est resté bouche bée.

En fait, il était un peu patraque, hier. Un brin déphasé. Il devait être préoccupé. Vous voulez mon avis ? Quand viendra l'heure de succéder à Webber, je pense que le docteur Shepherd ne le décevra pas. Je n'ai rien entendu d'officiel à ce sujet, mais je côtoie ces pointures tous les jours. Et lorsqu'il se trame quelque chose, je le sens.

Quant à Shepherd... L'équipe a commencé à le surnommer « docteur Mamour ». Sans doute en raison de sa fascinante chevelure qui attire les caresses… ou parce que ses yeux bleus sont à se pâmer, peut-être… Moi? J'adore quand il prend appui sur un comptoir. Dans cette pose-là, il a un petit air… de joli cœur à croquer!

Je pourrais jurer l'avoir surpris à faire de l'œil à l'interne Grey, d'ailleurs. Typique, non? La Belle et le Chirurgien du Cerveau…

Messagerie instantanée

Debbie-la-commère – connexion à 7 h 46 du matin

Debbie-la-commère : OK, j'ai observé Grey & Shepherd toute la matinée et… tu dois avoir raison. Nos deux lascars nous cachent quelque chose…

Joe-je-sais-tout : Je te l'avais dit ! Ces trucs-là, je les sens toujours.

Debbie-la-commère : Mouais… Tu te rappelles le jour où tu croyais que je sortais avec Bailey ?

Joe-je-sais-tout : De l'histoire ancienne… C'était il y a des années ! Je te connaissais à peine.

Debbie-la-commère : Ou le jour où tu as juré tes grands dieux que le docteur Burke avait des vues sur toi ?

Joe-je-sais-tout : Je ne suis toujours pas persuadé du contraire, à propos.

Debbie-la-commère : Tout ce que j'en dis, c'est que « ces trucs-là », tu ne les « sens » pas toujours…

Joe-je-sais-tout : Mais dans ce cas précis... ?

Debbie-la-commère : Dans ce cas précis, tu n'as peut-être pas tort... Depuis notre dernière conversation, j'observe Shepherd et Grey et... il ne rate pas une occasion de lui adresser quelques mots. Il l'a même attirée une fois dans l'escalier...

Joe-je-sais-tout : Je le savais !

Debbie-la-commère : Mais nous n'en avons toujours pas confirmation. Ce que je peux te confirmer, en revanche...

Joe-je-sais-tout : ... c'est que tu passeras ce soir à l'occasion du tournoi des champions aux fléchettes ?

Debbie-la-commère : Karev et l'infirmière Olivia commencent vraiment à prendre leurs aises... La nuit dernière, je les ai surpris en pleine action dans la petite salle de stockage.

Joe-je-sais-tout : Sérieux ?

Debbie-la-commère : Sérieux.

Joe-je-sais-tout : Accorde-moi une faveur, la prochaine fois que tu surprendras Alex le pantalon sur les chaussettes... Fais-lui les poches ! Il a une sacrée ardoise au bar...

Debbie-la-commère – déconnexion à 8 h 14 du matin.

Journée de la Course cycliste Dead Baby

J'exècre la journée de la Course cycliste Dead Baby ! Nous la détestons tous. Ces gamins complètement fêlés déboulent en ville sur leurs bicyclettes infernales en provoquant toutes sortes de drames ! Ce jour-là, nous sommes toujours débordés à l'hôpital... Et invariablement, quelque chose tourne mal.

L'an dernier, un gus a voulu prendre un raccourci en traversant en trombe la cour d'un propriétaire, et il s'est retrouvé une jambe embrochée sur la palissade... L'année précédente, une conductrice a ouvert sa portière sans faire attention... Et le cycliste qu'elle a percuté en pleine course y a perdu son guidon, deux doigts ainsi qu'un anneau de piercing au téton (un piercing étonnamment profond, d'ailleurs).

Qui pourrait prédire ce que cette année nous réserve ? Je suis à la bourre... On va encore s'amuser.

Journée de la Course cycliste Dead Baby, suite...

Comme prévu... une nouvelle course cycliste infernale cette année ! Un type est arrivé avec des rayons de roue de bicyclette plantés dans l'abdomen ! Et le plus beau, dans tout ça ? J'ai entendu dire que le docteur Shepherd avait surpris Meredith Grey dans les bras de ce type !

Aujourd'hui, j'ai passé le plus clair de mon temps au bloc avec un infortuné piéton, que nous avons dû déclarer cliniquement mort... Vous auriez dû voir la réaction de Yang et de Stevens... Yang était frustrée à l'idée de ne rien avoir de plus excitant à se mettre sous la dent, alors que Stevens, elle, a réussi à établir un lien émotionnel avec ce type – fût-il pourtant réduit à l'état de cadavre, le malheureux...

En fait, elle se rapproche dangereusement de ses patients. Le genre d'élan qui pourrait lui faire grand tort si elle n'y prend garde… Première règle en chirurgie : apprendre à garder ses distances.

La bonne nouvelle, c'est que nous avons réussi à prélever ses organes, y compris le foie pour un patient que nous connaissons et apprécions. L'un dans l'autre, la journée n'aura pas été si mauvaise.

Ah, mais ces internes ! Quelle équipe courageuse ! Apparemment, Yang et Grey auraient coincé le docteur Burke dans les *toilettes pour hommes* ! Rien que ça ! Et ensuite, elles ont eu le culot monstre de manipuler O'Malley pour passer par-dessus Burke et contacter directement le chef de service !

Si un interne s'était amusé à ça à mes débuts d'infirmière ? Il ou elle se serait fait jeter dehors et n'aurait plus eu qu'à chercher un nouveau boulot…

Ce que j'en pense ? Ces jours-ci, nos internes manquent cruellement de discipline.

Bethany Whisper…

OK, j'en ai vu des blagues et des facéties dans cet hôpital, mais aujourd'hui, c'est carrément le pompon !

Karev a couvert toutes les surfaces planes disponibles du service avec des photos d'Izzie Stevens – des clichés extraits du tout dernier catalogue de Bethany Whisper !

(À propos, je commanderai peut-être l'ensemble qu'elle portait, en pourpre – ou en bleu, pourquoi pas ? Eh bien oui, que voulez-vous, j'ai moi aussi une vie sexuelle ! Les infirmières le font autant que les autres… Et *non*, je ne partagerai pas ces détails-là avec vous ! Je préfère m'étendre sur les prouesses sexuelles des *autres*, merci beaucoup…)

Alors, hourra pour Karev! *J'adore* ce genre de plaisanterie salace... Surtout quand la victime est aussi mignonne en petite tenue! Honnêtement... C'est vraiment pas juste!

Liz Fallon

Aujourd'hui, la journée avait bien commencé – avant que les choses ne se compliquent considérablement pour moi. Voilà pourquoi je me retrouve sur mon blog à 4 h 30 du mat'...

L'une de nos anciennes infirmières de bloc, qui m'est très chère, s'est éteinte cette nuit. Liz Fallon était l'assistante au bloc d'Ellis Grey, jusqu'à ce que cette dernière parte à la retraite... Depuis quelque temps, Liz était en phase terminale. Son décès n'a donc surpris personne. Mais vous avez beau vous croire préparé à ce genre de drame... ce n'est jamais facile.

J'étais dans la chambre quand elle a rendu son dernier soupir. Un instant de grâce étrangement serein – même pour Cristina Yang, chargée de lui administrer ses soins.

C'est drôle... Jusqu'à présent, Cristina m'avait toujours fait l'effet de quelqu'un de froid, de dur et de pragmatique. Cette nuit, j'ai découvert un autre aspect de sa personnalité, inattendu... Et je n'étais pas la seule, je pense.

Liz aurait approuvé.

Que la fête commence... !

Et moi qui me disais qu'extraire un pénis d'une patiente était plutôt bizarre!

Aujourd'hui, nous avons retiré une éponge chirurgicale de sous le poumon d'une autre patiente! Je me souviens très bien de cette femme, d'ailleurs. Il y a des années, j'avais participé à sa toute première intervention – on a donc dû oublier le tampon à ce moment-là. Burke y était aussi (interne en première ou seconde année à l'époque, si ma mémoire est bonne...) J'ai comme dans l'idée que nous n'avons pas fini d'en entendre parler... Des erreurs de ce style ne vont pas sans répercussions majeures, en règle générale.

Mais pour l'instant, j'ai d'autres soucis car... devinez *qui* vient d'être invitée à la *fête* ?

Eh, oui ! C'est de la bombe, ça ! Je compte bien me prendre une méga-cuite ce soir à la fête de Stevens/O'Malley/Grey ! À ce qu'il paraît, Stevens sort avec un joueur de hockey... Espérons qu'il amènera quelques-uns de ses potes !

Joe m'a pompé l'air toute la journée avec ça... Il tenait à ce que je culpabilise sous prétexte que les internes n'avaient pas encore invité les infirmières... ou un truc de ce genre. Il se plaît à croire que rien de ce qui se passe au Seattle Grace ne lui échappe – qu'il est même plus au courant que moi ! Comme *si*... !

Je crois que je mettrai mon tout nouveau jean, plutôt provoquant – si je vous le dis !

Le « wagon-lit » de Mamour

Je reviens à l'instant de la fête. *Pfff!* Je ne m'étais plus offert autant de rasades de téquila depuis ma dernière partie de fléchettes chez Joe !

Ça, je ne peux pas le garder pour moi... J'ai croisé Miranda Bailey qui repartait en trombe après s'être approchée d'une grosse cylindrée aux vitres toutes embuées, sur le parking... Elle arborait une expression si étrange que j'ai voulu en avoir le cœur net, et à mon tour, je me suis aventurée sur le parking...

Vous n'allez pas le croire... *Qui* ai-je aperçu en train de se rhabiller à toute vitesse sur les sièges arrière ? Les docteurs Grey et Shepherd, presque nus !

Je brûle d'aller confirmer nos soupçons auprès de Joe ! Grey s'envoie bel et bien le docteur Mamour ! Oh, ciel… À la place de Meredith Grey, je détesterais me retrouver à faire la tournée avec Bailey demain matin…

Messagerie instantanée

Debbie-la-commère – connexion à 7 h 56

Debbie-la-commère : Alerte rouge ! J'ai besoin de ta recette miracle contre les gueules de bois !

Joe-je-sais-tout : Je t'avais dit de ne pas toucher à la tequila hier soir...

Debbie-la-commère : Où diable étais-tu passé ? Je t'ai cherché partout à la fête ! Sans succès...

Joe-je-sais-tout : Je sais. Je suis arrivé très tard. Moi aussi, je t'ai cherchée... Tu as croisé des joueurs de hockey sexy ?

Debbie-la-commère : Ils brillaient hélas par leur absence... Mais...

Joe-je-sais-tout : Oui... ?

Debbie-la-commère : Mon ex et moi... dans un petit coin tranquille...

Joe-je-sais-tout : Non ! Tu ne vas pas remettre ça, Debbie ! Tiens-toi loin du docteur Taylor !

Debbie-la-commère : Tu parles... Il était soûl comme un Polonais.

Joe-je-sais-tout : Quelle surprise...

Debbie-la-commère : Et puis, j'ai des nouvelles... renversantes !

Joe-je-sais-tout :	Accouche !
Debbie-la-commère :	Cette nuit, alors que j'allais partir... Bailey a surpris Grey et Shepherd dans la voiture. Tout nus.
Joe-je-sais-tout :	Sérieux ?
Debbie-la-commère :	Sérieux.
Joe-je-sais-tout :	Voilà donc où elle était passée...
Debbie-la-commère :	Ça... !
Joe-je-sais-tout :	Grey s'est repointée au boulot ?
Debbie-la-commère :	Je ne l'ai pas encore vue. Alors que le docteur Bailey...
Joe-je-sais-tout :	Oui... ?
Debbie-la-commère :	Disons qu'elle n'a pas volé son surnom « le Tyran »...

Debbie-la-commère – déconnexion à 8 h 35 du matin.

Ewww !

Tout ce que j'ai à dire aujourd'hui, c'est : « Ewww! »

Avez-vous jamais regardé ces programmes médicaux à la télé, vous savez, avec des tumeurs d'une largeur grotesque que vous ne vous attendriez à voir nulle part ailleurs?

Aujourd'hui, eh bien, j'en ai vu une de mes yeux. Et croyez-moi sur parole, c'est aussi écœurant que ce que vous pourriez imaginer...

La pauvre femme est arrivée avec une excroissance qui doit bien peser plus de 30 kilos... Massive! Incroyable!

Elle est restée sur le billard des heures durant. J'ai même dû quitter le bloc avant la fin de l'intervention. Je saurai bien demain comment ça s'est fini.

Autre chose : une simple visite postopératoire a failli tourner au drame en nous donnant des sueurs froides ! J'avais sous-estimé le docteur Stevens, je l'avoue. À elle seule, Izzie a réussi à extraire un caillot mortel du patient qui venait d'être opéré en lui ouvrant la cage thoracique pour l'attraper avec ses mains… gantées. En vraie pro !

Je déteste admettre qu'une interne (doublée d'un ex-mannequin…) a du talent, mais là… force est de reconnaître qu'elle m'a impressionnée. Mazette… J'ai déjà vu des docteurs chevronnés craquer sous ce genre de tension – au premier faux pas, Stevens aurait achevé le pauvre diable.

Et pendant ce temps… Depuis que Bailey a découvert que Shepherd et Grey étaient « à l'ordre du jour », l'affaire n'en finit plus de rebondir… D'ailleurs, nos tourtereaux ne se foulent pas trop pour essayer de se cacher. Intéressant… Je me demande comment notre chef réagira en l'apprenant, lui aussi.

Car il finira certainement par le savoir. Tôt ou tard. Et il n'en sera pas ravi.

Il suffit de demander à Debbie

On me presse de questions sur ce qui se passe au Seattle Grace… De temps à autre, j'aime donc prendre quelques instants histoire d'éclaircir certains points…

Debbie, j'avais récemment un rendez-vous au Grace, et j'y ai vu circuler beaucoup de « blouses » de couleurs différentes… Que signifient toutes ces couleurs ?

Chaque hôpital a sa propre gestion, mais au Seattle Grace, il s'agit de distinguer les différents départements (et niveaux de compétences...) au premier coup d'œil... Par exemple, les pleins-temps en chirurgie portent des blouses bleu roi, alors que les résidents et les internes placés sous leur responsabilité portent du bleu clair. Les internes en pédiatrie sont associés à la couleur lavande tandis que le personnel des Urgences circule souvent en marron clair. Ensuite, vous avez les infirmières... Là, nous portons à peu près ce qui nous chante, et ça me convient très bien !

Deb, que veut dire au juste « se décrasser » ? Ça revient régulièrement dans vos propos, mais je ne suis pas certain de comprendre...

« Se décrasser » sous-entend se préparer avant d'entrer au bloc. Avant tout contact immédiat avec la personne à opérer, il s'agit de se « stériliser » au maximum. Et ça implique un procédé méticuleux auquel ont recours les chirurgiens pour s'assurer que leurs bras et leurs mains seront aussi propres que possible avant de mettre leur blouse et leurs gants.

On peut aussi se trouver au bloc sans en être passé par là – auquel cas, vous porterez juste un masque et une blouse. Et vous ne serez pas autorisé à toucher le patient, ni à pénétrer dans le champ stérile, sous quelque prétexte que ce soit.

Bonjour, Debbie... Joe (le barman) et vous semblez être de très bons amis. Comment vous êtes-vous rencontrés ?

En toute franchise, je ne m'en rappelle pas... C'était au bar, bien évidemment, et j'avais dû commander une tequila la première fois, mais...

L'après-midi touchait à sa fin. L'heure du cocktail avait sonné, et mon service venait de prendre fin. N'étant pas tout à fait disposée à rentrer à la maison, j'avais donc fait un tour chez Joe pour boire un verre et manger des beignets frits sur le pouce. (Joe a de ces pilons de bison épicés à tomber à la renverse ! Les meilleurs de tout Seattle, si vous voulez mon avis...)

Ce soir-là, Joe avait institué le premier tournoi annuel de fléchettes de la Cité Emeraude, et par un heureux hasard, j'étais entrée dans son bar à ce moment-là. Alors que je n'y étais jamais venue très souvent...

L'heure était donc au jeu, et Joe avait besoin d'un nouveau partenaire. Comme le sien (devenu son ex depuis) venait en effet de le planter...

... Je me suis portée volontaire. Ma bière plaquée sur le comptoir, j'ai pris position... et mon don pour faire mouche à tous les coups – ou presque – nous a permis de nous qualifier pour les demi-finales.

Cela dit, ce n'est pas ce qui nous a mis sur la voie d'une grande et belle amitié. Non, c'est plutôt après notre défaite quand, assis au comptoir, nous avons suivi la fin de la compétition...

Joe m'a félicitée sur mon talent aux fléchettes, et je l'ai remercié en retour de m'avoir permis d'oublier ainsi une journée très difficile au boulot... Nous étions là à mastiquer nos cacahuètes avec entrain et à nous détendre lorsque nous nous sommes surpris à... échanger des ragots ! Oh, rien de bien méchant ni d'ahurissant. Juste des petits trucs débiles à propos de nos connaissances communes...

Tant de gens à l'hôpital passent tellement de temps au bar de Joe, en face... Ce fut comme une révélation. Car en fait, lui et moi fréquentions pratiquement les mêmes personnes ! Moi, je les voyais au boulot et lui, après. On avait l'impression d'échanger nos notes ! Très amusant...

Depuis ce soir-là, nous sommes de grands amis, en effet. Joe aime à dire que nous avons établi une relation durable grâce aux fléchettes ! Moi, je dirais plutôt que c'est notre amour commun des commérages qui nous rapproche tant...

Il ne se considère pas comme une commère. Il préfère dire

qu'il « veille sur sa clientèle ». Mais bref! C'est chouette d'avoir quelqu'un comme Joe pour remettre les choses en perspective.

En outre, il concocte un sacré Martini, les amis... !

Debbie, que s'est-il passé avec le docteur Taylor? Vous l'avez mentionné, Joe l'a mentionné... Voudriez-vous nous en parler ?

OK. Un certain nombre d'entre vous manifeste de la curiosité à propos de mon horrible ex, le docteur Taylor! Donc, dans un souci d'équité (puisque j'en dis beaucoup sur les autres), j'accepterai de parler un peu de moi...

Taylor est anesthésiste au Seattle Grace. Depuis quelques années. Il est plus âgé que moi, avec beaucoup de prestance et de charme...

Au fil des ans, je l'ai assisté dans maintes interventions chirurgicales. Et un jour, il m'a demandé de sortir avec lui. Au bloc. En se servant de ses mots croisés...

Il adore ça. Il en fait toujours pendant les opérations. Car quand une intervention dure, il faut savoir que l'anesthésiste présent n'a pas des masses de choses à faire... Il doit simplement rester disponible en cas de complications, mais sinon... Le docteur Taylor tue le temps en faisant ses mots croisés. Réglé comme du papier à musique.

Bref, j'avais pris l'habitude de lui demander ses lumières sur les définitions. Autant que je l'aidais en retour à trouver les solutions. Nous formions une assez bonne équipe.

Et un jour, lors d'une dérivation je crois, Taylor m'a lu une définition : « En quatre lettres, commence par un *d*, friandise orientale souvent fourrée aux amandes, à l'écorce de citron confit et à la pâte d'amandes »... Après réflexion, j'ai proposé : « Des dattes » ?

Il s'est écrié tout excité qu'une seule suffirait à son bonheur – bref, par ce petit jeu de mots (datte/date), il me demandait un rendez-vous, quoi ! Et il m'a aussitôt proposé le lendemain soir, vers 19 heures…

Ringard ? Oui ! Charmant ? Aussi, d'une certaine façon… Sur le coup, j'ai trouvé ça trop mignon pour refuser. Et pendant quelque temps, Taylor et moi avons pris du bon temps. Nous nous attardions souvent tard le soir chez Joe et puis… Vous voyez le tableau.

Mais un beau jour, ça s'est gâté. Pour commencer, *rien* de ce qui était étranger à l'alcool ne l'intéressait. J'ai fini par me rendre compte qu'il lui fallait continuellement sa dose. Attention, j'apprécie autant que n'importe qui les cocktails de Joe, ne me faites pas dire ce que je n'ai pas dit ! Mais parfois… trop, c'est trop. Une petite pause de temps en temps ne peut pas faire de mal.

Surtout quand on travaille aussi dur, par-dessus le marché ! Lorsqu'on s'appuie autant d'heures de boulot… Taylor, lui, se sent mal sans un verre en main. Et ça a fini par m'inquiéter.

Voilà – en résumé. Lorsque nous avons rompu, Joe s'en est plutôt réjoui. Il n'avait jamais beaucoup aimé ce type…

La compétition est ouverte !

Aujourd'hui, c'est vrai, je suis crevée de chez crevée. À plat.

Le virus de la grippe est dans l'air… Cette semaine déjà, la moitié de nos effectifs infirmiers a dû renoncer à venir travailler. Et je ne me sens *jamais* autant lessivée que lorsque je me retrouve à gérer ces internes ! Surtout quand ils se mettent à encourager le comportement idiot de nos patients…

Prenez ce blessé par balle, aujourd'hui… Un récidiviste ! On l'a déjà eu dans notre service. Et ce n'est pas une lumière, le type… Il paie ses « amis » pour qu'ils lui tirent dessus ! Qu'ils le visent avec une arme à feu et appuient sur la gâchette ! Ce tordu se fait canarder *par amusement* ! Il collectionne les belles cicatrices – ou une absurdité affolante de ce genre... Vous voulez mon avis? C'est un idiot congénital. Un vrai de vrai.

Alors qu'a fait Karev (qui était chargé de son cas)? Pas de réprimandes pour le comportement risqué du mec, pas d'explications claires sur le danger qu'il court... Rien de tout ça. Ils ont parlé lutte. Oui, *lutte*! Comme si Karev avait le moindre respect pour ce barjo! On croit rêver...

Entre-temps, le docteur Shepherd a accompli une hémisphérectomie avec succès aujourd'hui (en d'autres termes, il a littéralement extrait la moitié du cerveau d'une fillette!) Mon Dieu! On dira tout ce qu'on voudra sur sa vie privée et ses côtés douteux (un titulaire qui sort avec une interne? Franchement pas une bonne idée...) Mais personne ne pourra nier que c'est un crack dans son domaine...

Et n'allez pas imaginer un instant que ça ait pu échapper au docteur Burke. Ces deux-là se posent décidément en rivaux! La compétition est ouverte... Il était grand temps qu'on ait ici un autre chirurgien trois étoiles – ça va certainement rendre les choses plus intéressantes.

Voyant ?

Je vais sûrement avoir l'air d'une dingue – d'ordinaire, je n'ai aucune patience avec tout ça, mais...

Il y a eu ce type aux admissions... Il aurait des attaques d'ordre psychique, apparemment. Une affection qui m'inspire autant de scepticisme que n'importe qui, mais... il fallait bien l'ausculter, le bonhomme, non? Que pouvait-il arriver de pire?

Ce matin, j'ai fait un saut dans sa chambre. Routine sur toute la ligne, rien de spécial et... avant même que j'aie eu le temps de contrôler sa perfusion, son regard s'est fait lointain... ses paupières ont frémi... Il s'est mis à marmonner... des trucs qui pourraient m'avoir convertie malgré moi (même si je déteste l'admettre).

Il m'a d'abord dit que j'adorais mener la vie dure à mes collègues, ce qui est juste – si on considère les internes comme mes « collègues ».

Puis il a ajouté que je ne me régalerais pas avec mon potage au déjeuner (ce qui ne m'a nullement impressionnée par contre, vu que je m'étais préparé un sandwich au thon… jusqu'à ce que je m'aperçoive que je l'avais oublié dans ma cuisine ce matin ! Du coup, j'ai commandé à la cafétéria le potage du jour, au brocoli et au cheddar… Eh non, je ne me suis effectivement pas régalée).

C'est alors qu'il m'a prédit que j'allais perdre un patient avant 11 heures aujourd'hui même. Ça n'a pas raté… À 10 h 45, mon patient du 4114 a fait un arrêt cardiaque.

De pures coïncidences, toutes ces petites prédictions ? Possible. Je ne suis pas entièrement convaincue que ce soit un authentique médium. Cela dit…

Cela dit… Je reviendrai peut-être le voir avant son opération. Histoire de lui poser encore une ou deux questions…

Messagerie instantanée

Debbie-la-commère – connexion à 16 h 33

Debbie-la-commère :	Aujourd'hui, un patient prétend être médium…
Joe-je-sais-tout :	Il l'est vraiment ou il pense l'être… ?
Debbie-la-commère :	Ce n'est pas clair…
Joe-je-sais-tout :	Eh ! tu te souviens de cette médium à cinq dollars que nous étions allés consulter toi et moi, juste à deux pas de mon appartement ?

Debbie-la-commère : Oui, et tu étais persuadé qu'elle avait réussi à entrer en contact avec feu ton poisson rouge !

Joe-je-sais-tout : Ne te moque pas ! J'étais jeune et naïf.

Debbie-la-commère : Ça n'était jamais que le mois dernier...

Joe-je-sais-tout : Et j'adorais mon poisson rouge !

Debbie-la-commère : Bref. Ce gars m'a l'air sincère. Il m'a dit des trucs... qu'il n'aurait pas pu savoir par ailleurs.

Joe-je-sais-tout : Comme par exemple ?

Debbie-la-commère : Il m'a conseillé d'éviter les anesthésistes.

Joe-je-sais-tout : Ça, j'aurais pu te le dire.

Debbie-la-commère : Il m'a aussi prédit qu'un de mes patients ferait un arrêt cardiaque...

Joe-je-sais-tout : Quel scoop ! Où travailles-tu déjà ? Rappelle-moi ?

Debbie-la-commère : Puis il m'a dit qu'un de mes proches amis rencontrerait quelqu'un d'important ce soir.

Joe-je-sais-tout : Chouette... Très vague aussi.

Debbie-la-commère : Quelqu'un dont le nom commence par un « W ».

Joe-je-sais-tout : Un « W » ?

Debbie-la-commère : C'est ce qu'il a dit...

Joe-je-sais-tout : Et tu le crois ?

Debbie-la-commère : Eh ! Tu croyais bien en ton poisson rouge... !

Debbie-la-commère – déconnexion à 17 h 01.

Madame Mamour et la syphilis ? Oh, ciel !

Voilà ce que j'aimerais savoir : comment notre service de chirurgie a-t-il pu à lui seul être à l'origine d'une nouvelle épidémie de syphilis ? Qui peut avoir autant de relations sexuelles inconsidérées ? D'ailleurs, pourquoi ne suis-je pas contaminée moi-même ?

Non que je sois déçue, attention ! Mais… je n'ai rien contre le sexe, non plus…

Aujourd'hui, le chef de service a rendu obligatoire pour tout le monde un cours d'éducation sexuelle. Amusant ? Pas vraiment… Évidemment, voir Patricia nous démontrer l'usage correct du préservatif à l'aide d'une banane… Il y a eu de bons moments, c'est vrai.

Sinon, la journée a aussi été chaude à d'autres niveaux…

Par exemple, Olivia ne voit plus la vie en rose côté sentiments… Aux dernières nouvelles, elle sortait avec O'Malley (cette fille couche beaucoup, décidément) tout en continuant à fricoter avec Karev (si j'ai bien suivi)… Petit détail dont O'Malley n'était sûrement pas au courant…

Car dès qu'il l'a su ce soir, il a flanqué un direct à Karev ! Inutile de préciser que celui-ci aura un joli coquart au matin…

Mais ce n'est pas tout ! Plus tard, j'étais plongée dans la paperasse, comptabilité et autre, quand j'ai vu de la lumière filtrer de la morgue… Ce n'est pas inhabituel en soi, mais j'ai aussi entendu des bribes de voix… Des voix familières. Je me suis approchée de la porte en catimini et j'ai jeté un coup d'œil pour surprendre…

… Yang et Stevens en pleine autopsie ? Moi, je tiens à ce que tout soit fait selon les règles. Toutes les autorisations passent par moi, et je savais *pertinemment* qu'il n'y avait aucune autopsie de prévu à cette heure-là.

Alors que j'allais pivoter, prendre l'escalier et aller prévenir Bailey… Elle-même m'a devancée en surgissant sous mes yeux ! Elle avait deviné ce que ses deux trublions d'internes mijotaient et… Eh bien, je mentirais si je prétendais m'être retirée au lieu de rester dans les parages histoire de l'écouter pousser une beuglante !

Le plus drôle, c'est que les explications des deux fautives ont fasciné Bailey. Elle a été aussi surprise qu'elles par ce qu'elles venaient de découvrir !

Les chirurgiens… Des bouchers avant tout.

Entre-temps, il se tramait quelque chose de louche… au bloc 2. Quand je suis revenue à mon poste… On aurait dit qu'une intervention venait d'y être discrètement pratiquée.

Alors que là encore, il n'y avait rien de prévu. Je suis retournée au planning vérifier de nouveau… Rien de rien. Pourtant, on venait d'utiliser le bloc ! Une intervention imprévue, non planifiée ? Secrète ?

Mais où allait-on dans cet hôpital ?

Pour couronner le tout, au moment où je prenais mon second tour de garde nocturne, vous ne croirez jamais *qui* j'ai vu dans le hall d'entrée !

On aurait dit que les docteurs Shepherd et Grey allaient sortir dîner en amoureux lorsque…

… une superbe beauté rousse (et avec ça, une coiffure à peine dérangée par la pluie !) est arrivée, s'est dirigée en droite ligne vers Mamour et s'est présentée comme…

… sa *femme* !

Sa femme, braves gens ! Mamour est donc *marié* ?

Je frise l'apoplexie, là ! Il faut que j'en parle à quelqu'un... n'importe qui !

Je dois remettre la main sur Joe...

Messagerie instantanée

Debbie-la-commère – connexion à 20 h 18

Debbie-la-commère :	Joe ? Tu es là ? Tu as intérêt ! Car j'ai des nouvelles... tu ne le croiras jamais !
Joe-je-sais-tout :	Moi aussi !
Debbie-la-commère :	Les miennes sont les plus fracassantes... À toi l'honneur !
Joe-je-sais-tout :	Derek est marié.
Debbie-la-commère :	Merde ! Comment l'as-tu appris ? Ça fait pas une heure que sa femme est là ! Comment as-tu pu le savoir si vite ?
Joe-je-sais-tout :	Meredith est là. Faut croire que la tequila lui délie la langue...
Debbie-la-commère :	Tu m'as complètement cassé la baraque ! Putain... Les affaires vont bien ?
Joe-je-sais-tout :	Je viens de prendre de l'aspirine. J'ai une horrible migraine...
Debbie-la-commère :	Oh... Mais attends une minute... Grey est là ? Au bar ? Tu m'avais pourtant dit qu'elle n'y mettait jamais les pieds ? Enfin... pas depuis qu'elle y avait croisé Mamour... Il faudra lui trouver un autre sobriquet maintenant... McMarié ?

Debbie-la-commère : Joe... C'est-y que tu m'ignores ? Ou que tu as des clients ?

Debbie-la-commère : Allô ? Joe ? Tu es là ?

Debbie-la-commère – déconnexion à 20 h 46

Joe

Je suis dans tous mes états !

Mon service a pris fin il y a plus de trois heures, mais je n'arrive pas à me décider à rentrer chez moi... Je ne sais plus où j'en suis. Je n'arrête plus de fondre en larmes... Je... J'ignore ce qu'il faut faire.

La nuit dernière, Joe a été conduit à l'hôpital. Mon Joe... Joe, le barman... Adorable, invincible, un de mes meilleurs amis... *Joe !*

Il a eu une rupture d'anévrisme – dans une zone cérébrale difficile d'accès. C'est très grave. Et terrifiant. *Et* tellement inattendu ! L'opération est prévue aujourd'hui.

Donc... à part tenir Joe à l'œil avec l'acuité d'un faucon (et lui reprocher amèrement de m'avoir causé des frayeurs pareilles !), j'ai fait la seule chose que je pouvais faire...

... Je lui ai commandé des muffins.

Ça peut paraître idiot, mais il se trouve qu'il adore ça ! Il a une vénération pour ces petits gâteaux, c'est dingue... J'en ai donc trouvé plusieurs variétés afin de lui apporter bientôt un panier géant de muffins !

Je ne saurais lui promettre que tout se passera bien, qu'il s'en sortira sans séquelles, mais... je peux au moins lui faire ce plaisir ! Ça, oui...

Depuis des années, je me pointais au bar de Joe tous les mardis soirs – avant même de quitter le County et de prendre mes nouvelles fonctions au Grace… Dans le coin, le bar de Joe est une institution. Je n'imagine même pas comment ça serait si… Non. Je refuse même de faire apparaître ce mot à l'écran ! Il s'en remettra et tout recommencera comme avant, mes virées du mardi soir à 2 dollars la bière et les tournois de fléchettes…

Joe reprendra son boulot, il encouragera de nouveau mon équipe en moins de temps qu'il ne faut pour le dire ! Je le sens.

J'espère seulement que son séjour à l'hôpital ne le mettra pas sur la paille. Je sais que ça n'allait pas fort pour lui ces derniers temps, sur le plan financier – il est trop généreux, que voulez-vous ! Ses clients lui laissent trop d'ardoises. Je paie toujours mes consommations, mais… tout le monde n'est pas aussi scrupuleux.

Oh, vous vous rappelez cette mystérieuse intervention d'hier soir ? En fait, Webber est passé sur le billard… Le docteur Mamour l'aurait secrètement *opéré du cerveau* !

Je sais, j'avais commencé mon blog juste par amour des commérages… Mais là, ça fait trop de drames coup sur coup, même pour moi !

Je pense que notre chef va bien, cela dit. Un soulagement… C'est déjà ça. À ce qu'il paraît, il a pourtant passé un fameux savon à Shepherd quand il a découvert qu'il fricotait avec Grey… Nos tourtereaux étaient en train de s'embrasser – ou autre – quand il a repris connaissance.

(Entre nous soit dit, ils auraient pu s'abstenir, ces deux idiots !)

Et maintenant que Webber est en voie de rémission ? Le docteur Burke assure l'intérim. Ce qui n'a pas franchement plu à son rival, Shepherd… Vous pouvez me croire.

J'ai des réserves à ce sujet. Burke est un chirurgien épatant, mais comme administrateur… ? Nous verrons bien.

Eh oui, je n'ai franchement pas hâte de rentrer chez moi, vous voyez ? Je reste assise là, à tapoter sur mon ordinateur, à surveiller Joe du coin de l'œil… Un peu comme si… comme s'il ne pouvait rien lui arriver de mal tant que je veille sur lui, vous comprenez…

Ça vous semble idiot ?

Oh là, Yang vient juste d'entrer dans la chambre… et de vomir ! Bizarre.

Quelques instants pour rendre hommage à Joe…

J'ai fait circuler une carte de bon rétablissement dans le service avant de la remettre à Joe. J'ai pensé que lire certains messages de sympathie vous intéresserait :

« *Joe… tes muffins étaient savoureux… sans arrière-pensée salace, mec, hein ? Attention ! Tu t'en tireras, va.* » Alex

« *Bonjour, Joe ! Oh, Dieu… Nous sommes tous avec vous ! J'ai hâte de vous revoir en pleine forme au bar, à nous servir à boire et à nous regarder nous tirer ensuite avec les* mauvais numéros ! *(Alex, pour ne pas le citer…) Mais sérieusement… Nous vous adorons !* » Olivia

« *Eh vieux, désolé de ne pas pouvoir écrire plus – une grosse opération se prépare – une méga-importante… Bref, tout ce que je dis… Pas d'inquiétude, tout se passera bien. Enfin… on l'espère tous. J'insiste, il n'y a pas lieu de s'inquiéter. Il faut juste vous accrocher ! Bon, eh bien, au revoir, Joe.* » George « *P.S. : Merci encore de ne pas vous être moqué de moi hier, quand la bière m'est ressortie par le nez… ! J'ai vraiment apprécié.* »

« *Je ne plaisante pas : un mot* un seul *sur ce dont Meredith et moi parlions hier soir et que vous avez surpris et… je vous tuerai de mes mains. En m'arrangeant pour* faire croire *à une rupture d'anévrisme.* » Cristina Yang

« *Cher Joe, vous ne pourriez pas être entre de meilleures mains! Le docteur Burke est épatant, et le docteur Shepherd aussi (enfin, pour ce qui est du boulot au moins...) Alors, ne vous inquiétez de rien. Je serai dans la galerie, à m'assurer que tout se déroule bien. À bientôt!* » Izzie

« *Joe... Je n'aurais jamais cru pratiquer un jour une opération en arrêt cardiaque hypothermique – et encore moins sur vous... À bientôt.* » Docteur Shepherd

« *Vous plaisantez? C'est la première fois que vous mettez les pieds à l'hôpital et vous obligez Burke et Shepherd à opérer ensemble? Avec vous, on ne s'ennuie pas une seconde, mon ami! Je vous souhaite le meilleur...* » Infirmier Tyler

« *Joe... Pitié, ne mourez pas! Qui me servira encore des bières à l'œil, sinon?* » Scooter

« *Eh, Joe... quelle galère que vous soyez hospitalisé, car ça veut dire que le tournoi de fléchettes est annulé ce soir... OK, je suis dégoûté aussi à l'idée qu'ils vous tuent et vous réaniment au bloc...! Mais bon, quand on y pense... plutôt cool, non? Avec toute mon affection...* » Infirmière Liz

« *On en aura vu de toutes les couleurs après tant d'années, pas vrai, Joe? Merci de m'avoir tellement soutenue quand j'en avais besoin. À mon tour de te soutenir. Je serai toujours là pour toi...* » Bailey

« *OK, je déteste gribouiller ce genre de messages, mais pour toi...? Tout ce que tu voudras! Rétablis-toi vite. Je sais que tu te remettras de l'opération comme une fleur car autrement... je ne te le pardonnerai jamais! Je t'embrasse bien fort.* » Debbie

Des nouvelles de Joe

Pfff!

Parfois, on ne se rend pas compte à quel point on est crispé jusqu'à ce que... on commence à se détendre. Vous savez... À l'instant précis où vous vous relâchez, tous vos muscles vous font subitement mal!

Eh bien, voilà... C'est ce qui m'arrive. Mais je ne m'en plains pas. Car... Joe va bien!

Son opération s'est déroulée sans accrocs, il est déjà en salle de réveil, conscient, alerte... Quel immense soulagement!

Je ne suis même pas rentrée à la maison... Je n'ai pas fermé l'œil non plus. Rien fichu à part m'empiffrer des muffins de Joe... Mais ça valait le coup – honnêtement, je n'aurais pour rien au monde voulu être ailleurs.

Dans l'intervalle, voir comment le nouveau docteur Shepherd (du sexe féminin cette fois) s'intégrait au Seattle Grace n'a pas manqué d'intérêt.

En fait, notre chef l'avait priée de venir nous rejoindre pour une intervention délicate sur un fœtus – Mme Shepherd est une experte dans ce domaine. C'est donc un chirurgien en visite, qui a déjà les honneurs de la presse tant le cas est délicat. Je ne suis pas du genre à spéculer, mais là...

Connaissant notre chef de service comme je le connais je parie qu'il compte lui offrir un poste à titre permanent. Ce serait pour lui un coup d'éclat que de retenir dans nos locaux une spécialiste de sa trempe.

Cela étant... c'est peut-être le manque de sommeil qui me fait délirer comme ça. Et d'ici la semaine prochaine, qui sait, elle sera déjà repartie... À en juger par la réaction de Mamour à son arrivée, c'est clairement ce qu'il veut, lui.

Le nouveau chef de chirurgie

N'avais-je pas dit que Burke ne serait pas à la hauteur du point de vue administratif? Vous devriez voir le planning aujourd'hui... Un vrai désastre!

Il case des interventions n'importe où histoire de se réserver... quoi? Un type qui a *avalé* des têtes de poupées Judy et un autre qui, franchement, aura bien de la veine de survivre plus de quelques secondes à l'opération prévue...?

Ce matin, alors que j'allais prendre mon café habituel, j'ai croisé Burke dans son beau costume de chef et sa chemise entièrement boutonnée... en train d'inspecter son reflet dans la vitre.

Il savoure pleinement sa promotion. Mais croyez-moi, il n'a pas encore pris la pleine mesure de ce qu'il fait réellement... Dans l'intérêt général, j'espère que Webber se rétablira rapidement.

Car voyez-vous, lorsque le planning cafouille autant et que l'équipe soignante est à cran, ce sont les gens comme moi qui se retrouvent en première ligne! Les infirmières... Pas les titulaires ni les internes, nous, les infirmières! Le respect fout le camp...

À propos de respect, il se trame encore quelque chose d'étrange entre les docteurs Yang et Burke. Ils semblaient parfaitement normaux jusque-là, mais... J'ai commencé à remarquer qu'ils se comportaient de façon gauche et gênée l'un vis-à-vis de l'autre.

Je n'arrive pas à mettre le doigt dessus – leur professionnalisme n'est nullement en cause – mais... il y a vraiment quelque chose... qui cloche. On dirait un couple qui vient de rompre (même si j'ignore pourquoi cette comparaison me vient à l'esprit), et pourtant contraint de continuer à cohabiter tous les jours.

Dingue, non? Burke moins que quiconque se permettrait de... surtout avec une interne! Et pourtant...

Maintenant que j'y pense, j'imagine que… ce serait possible. Je devrai en toucher un mot à Joe.

Le gosse admis aujourd'hui… je suis navrée pour lui. Victime d'un accident de la route. Son père se fait opérer, tellement son état est préoccupant, mais à ce qu'il paraîtrait, le type n'a rien du paternel idéal…

Et d'après le docteur Stevens, le gamin ferait peut-être don d'une partie de son foie au patient. Vous imaginez le genre de décision que ça peut représenter pour un adolescent ? Faire que son propre père ait une chance de survivre ou pas…

Ah, ah ! Voilà une poupée Judy décapitée attachée à mon agrafeuse… Voyez ? Respect zéro !

Messagerie instantanée

Debbie-la-commère – connexion à 17 h 30

Debbie-la-commère :	Traite-moi de folle si tu veux, mais je crois bien qu'il se passe quelque chose entre Yang et le docteur Burke...
Joe-je-sais-tout :	Quoi ? Même pas un « bienvenue de retour chez toi, Joe » ? « Ravie de te revoir sur pied et dans une forme splendide après ton opération du cerveau » ?
Debbie-la-commère :	Bon... sérieusement ! Tirer sur la corde sensible, ça va bien un temps ! Ça fait une semaine que tu es rentré dans tes pénates. Et je suis déjà venue à deux reprises vérifier comment tu allais...
Joe-je-sais-tout :	Ne jamais vieillir...
Debbie-la-commère :	Cesse d'éluder la question ! Alors, ça vient, ce scoop sur Burktina ?

Joe-je-sais-tout : Qui te dit qu'il en existe un ?

Debbie-la-commère : Mon petit doigt ! Je le sens !

Joe-je-sais-tout : T'ai-je dit que les tournois de fléchettes avaient repris ? L'infirmière Liz est gonflée à bloc !

Debbie-la-commère : Oh, mon Dieu... ! Arrête de te tortiller comme un asticot au bout de l'hameçon et dis-moi ce que tu sais !

Joe-je-sais-tout : Mais rien !

Debbie-la-commère : Joe ? Tu n'espères tout de même pas me cacher des choses ? Je ne le tolérerai pas !

Joe-je-sais-tout : Eh ! Je viens d'être opéré du cerveau tout de même ! Pouce !

Debbie-la-commère : Tu souffres de pertes de la mémoire à court terme ?

Joe-je-sais-tout : Non.

Debbie-la-commère : Alors, il n'y pas de « pouce » qui tienne !

Joe-je-sais-tout : Cristina m'a fait jurer le secret. Sur ma vie. Je la crois quand elle dit qu'elle peut me faire très mal...

Debbie-la-commère : Allons, allons ! Depuis quand ta loyauté va-t-elle aux internes ?

Joe-je-sais-tout : Jure que tu n'en répéteras pas un traître mot... Pas même dans ton blog !

Debbie-la-commère : Oh, là, c'est du sérieux...

Joe-je-sais-tout : Jure !

Debbie-la-commère :	OK.
Joe-je-sais-tout :	OK ?
Debbie-la-commère :	J'ai dit OK !
Joe-je-sais-tout :	OK... Seulement... Je n'y arrive pas ! J'ai trop la frousse !
Debbie-la-commère :	Tu plaisantes ? C'est ça ?
Joe-je-sais-tout :	Que veux-tu que je te dise ? Cristina m'effraye plus que toi.

Debbie-la-commère – déconnexion à 18 h 03

Prévoir l'imprévisible

Certains jours, les coups pleuvent un peu trop près du cœur…

L'une de nos internes s'est écroulée aujourd'hui au bloc… Et pas n'importe qui : Cristina Yang. Nous étions en pleine résection d'une tumeur, et Burke la pressait de questions sur la procédure (comme je l'ai dit, il se passe quelque chose d'étrange entre ces deux-là)…

… alors qu'elle n'arrivait visiblement plus à se concentrer. Elle ne répondait pas, titubait légèrement… J'allais interrompre lorsque… un instant, Burke était en train de cautériser des vaisseaux sanguins, la seconde suivante, Yang gisait inerte, sur le sol…

Burke n'est pas homme à s'émouvoir d'un rien. Mais là ! Ça l'a manifestement ébranlé.

Nous avons tous eu notre lot de bleus qui devenaient un peu pâlichons à la vue du sang, des miasmes et compagnie… Mais là ? Ça ne devrait plus lui causer de problème depuis le temps.

Surtout pas avec une maîtresse femme comme Cristina Yang, d'ailleurs.

Elle était vraiment mal, le teint cendreux... J'ignore ce qu'elle avait au juste, mais ça ne présageait rien de bon.

Et tout ça tombait juste après une nouvelle des plus surprenantes : on venait d'admettre Ellis Grey !

Eh oui, Ellis Grey en personne... La légende vivante du Seattle Grace... La mère de Meredith... Vous auriez dû la voir !

Elle hurlait et se débattait – littéralement. Je n'en croyais pas mes yeux. Comprenez : à l'époque d'Ellis, *elle* était la Cristina Yang de sa promo ! Agressive, brillante, dure à la tâche... En toute honnêteté, elle m'effrayait un peu... Mais personne n'aurait pu remettre en cause ses compétences. Et elle reste un des meilleurs praticiens avec lesquels j'aie jamais travaillé...

Alors que maintenant... vous devriez vraiment la voir. D'après la rumeur, elle souffrirait d'une forme précoce de la maladie d'Alzheimer...

Quand je l'ai vue arriver en chaise roulante, je me suis pétrifiée – sous le choc. Puis, du coin de l'œil, j'ai surpris Meredith, cachée dans l'angle du couloir pour observer sa mère...

Jusqu'à présent, je ne peux pas dire que j'étais la plus grande fan de notre Grey junior mais... je ne souhaiterais à personne de se retrouver dans pareille situation. Ça suffit à vous... briser le cœur.

Messagerie instantanée

Debbie-la-commère – connexion à 19 h 36

Debbie-la-commère :	OK, je viendrai ce soir boire un verre.
Joe-je-sais-tout :	La journée s'est mal passée ?
Debbie-la-commère :	Tu ne crois pas si bien dire... Cristina

	Yang s'est évanouie en pleine opération au bloc !
Joe-je-sais-tout :	Oh, mon Dieu ! Elle... ?
Debbie-la-commère :	... est vivante. Toujours en chirurgie en ce moment même.
Joe-je-sais-tout :	Ô Dieu !
Debbie-la-commère :	Mais ce n'est pas tout...
Joe-je-sais-tout :	Ah, non ?
Debbie-la-commère :	Ellis Grey s'est présentée aujourd'hui – aux admissions.
Joe-je-sais-tout :	Quoi ?
Debbie-la-commère :	Elle va mal. Alzheimer... Une forme précoce de cette maladie. Tu aurais dû voir Meredith, la pauvre... Elle voulait rien tant que se cacher.
Joe-je-sais-tout :	Autrement dit, j'ai des chances de la revoir ce soir, elle aussi...
Debbie-la-commère :	Sans doute. C'est dur, tu sais, de voir des gens solides que tu admires devenir si... vulnérables...
Joe-je-sais-tout :	Eh, oui.
Debbie-la-commère :	Eh, oui.
Joe-je-sais-tout :	J'ai des nouvelles qui pourraient te redonner un peu le moral...
Debbie-la-commère :	Vas-y !
Joe-je-sais-tout :	J'ai un nouveau jeu de fléchettes !

Debbie-la-commère : Non ? Vraiment ?

Joe-je-sais-tout : Je te le réservais, pour que tu l'étrennes la première ! Tu te sens cap' ce soir ?

Debbie-la-commère : Prépare-toi à prendre la pâtée !

Joe-je-sais-tout : J'ai hâte...

Debbie-la-commère : Tu es le meilleur, Joe !

Joe-je-sais-tout : Je sais.

Debbie-la-commère : Et modeste avec ça...

Joe-je-sais-tout : Je sais.

Debbie-la-commère : Merci de me redonner du peps' !

Joe-je-sais-tout : Je serai toujours là pour toi, Deb'. Toujours.

Debbie-la-commère – déconnexion à 20 h 07

Cabrioles dans l'ascenseur

Que se passe-t-il donc avec ce bouton « arrêt » de l'ascenseur ? Allez, les mecs… ça devient ridicule !

Aujourd'hui, c'était au tour de Bailey… Tous ces médecins ne se rendent pas compte qu'en stoppant l'ascenseur pour un oui ou pour un non, ils causent du tort aux patients comme aux visiteurs qui s'adressent invariablement à *moi* pour s'en plaindre ? Franchement !

Hier, j'ai déjeuné avec l'infirmier Tyler (un grand gaillard pour qui presque tout le monde en pince…) et, le croirez-vous, il a passé la sainte journée à faire *réintégrer* sa chambre au docteur Yang ! Cristina n'arrêtait pas de se sauver, sa perfusion à roulette sur les talons… Elle est peut-être cinglée, mais tant de détermination force le respect !

Cet après-midi, j'ai eu l'occasion de croiser sa mère, qui allait se chercher un café ou autre. Quelle plaie géante, cette femme… ! Elle a passé pas moins de vingt minutes à me soumettre à un interrogatoire serré sur le docteur Burke… Si j'ai bien saisi le fond de sa pensée, Burke et sa fille feraient un assez joli couple… Que sait-elle que j'ignore, à la fin ?

Ce que je sais, en attendant, c'est que l'évanouissement de Cristina était dû à une grossesse extra-utérine. Eh oui… Elle était enceinte. Personne ne pipe mot, mais tout le monde le sait… Un secret de polichinelle, quoi.

Oh ! J'allais oublier l'événement le plus croustillant du jour ! Ce matin, les docteurs Shepherd nous ont fait une sacrée scène de ménage devant l'ascenseur ! À brandir les papiers du divorce avec force moulinets, à vociférer des noms d'oiseaux… Écoutez, je ne me mêle pas des affaires des autres (bon… si !) mais là… Juste Ciel ! Ça crépitait sec entre eux deux ! Avoir Addison Shepherd avec nous à l'hôpital, je sens que ça va me plaire…

Oh ! Je viens de voir Ellis Grey en blouse à l'autre bout du hall… Je devrais vraiment y aller. Une minute…

Voilà O'Malley lancé à ses trousses… Le chef de service lui a confié la garde d'Ellis Grey. Un peu de baby-sitting pour notre George… Ça ne me surprend guère, à vrai dire. Ces gosses ne connaissent pas comme moi l'histoire du Seattle Grace. Avant que notre chef ne le devienne vraiment, il s'en est passé des choses, entre ces murs… !

Webber a sacrément intérêt à prendre soin d'Ellis Grey. Ces deux-là ont une longue histoire derrière eux… Non que je veuille exhumer le passé… Après tout, nous parlons d'un heureux homme marié. *Mais…*

Bref, quoi d'étonnant à ce qu'il surveille de près Ellis Grey ? Moi, ça ne m'étonne pas une seconde.

Le temps est à l'orage...

S'il est une chose que je hais, ce sont les éclairs ! Je vis à Seattle depuis de longues années, alors, la pluie... Je m'y suis faite sans problème. Mais je déteste quand la foudre s'y met... Ça me met dans tous mes états.

J'ai l'impression que le malheur va frapper d'un instant à l'autre...

Un peu comme ce pauvre gosse admis ce matin en chaise roulante – une toute jeune recrue de la police. Blessure par balle au torse... La brigade de police entière est à son chevet, j'en jurerais ! C'est attendrissant, d'accord, mais pour l'amour du Ciel... ! Ces flics me portent autant sur les nerfs que ces satanés coups de tonnerre, à force de me demander toutes les deux minutes comment va le gamin...

Et ces lumières stupides qui n'arrêtent plus de clignoter... J'espère que je ne risque rien à taper à l'ordi... ?

Oh ! On dirait qu'un patient est en train de mater des films pornos dans sa chambre... Le règlement de l'hôpital devrait l'interdire...

Le temps est à l'orage 2...

Désolée de l'interruption. Les plombs ont sauté.

Genre : « *Il faut déplacer tous les patients présentant des symptômes critiques, dégoter des lampes électriques et... oh, putain ! Un blessé dans un état grave est coincé dans l'ascenseur !* »

Eh oui, il s'agissait du môme blessé par balle, piégé dans l'ascenseur qui l'emmenait au bloc avec O'Malley et Karev... Le malheureux a commencé à s'enfoncer... Burke a dû guider vocalement les internes pour qu'ils opèrent d'urgence leur patient du cœur !

Et ce n'est pas tout ! Car Karev a paniqué... Quand Burke a

réussi à lui tendre un bistouri par l'entrebâillement des portes coincées, Karev s'est pétrifié. Il n'a pas eu le courage d'ouvrir son patient en deux. Il est resté là les bras ballants… jusqu'à ce qu'O'Malley prenne sur lui, réagisse et sauve la situation.

Bref, je m'étais trompée dans mes prédictions. Karev n'aura *pas* été le premier interne à voler en solo… L'honneur en revient à O'Malley. Après avoir été « 007 », il devient maintenant « Celui qui a opéré quelqu'un du cœur dans l'ascenseur ! »

L'histoire court sur toutes les lèvres… Les flics qui patientaient en salle d'attente n'ont cessé de féliciter O'Malley ! Tout le monde voulait savoir comment il avait réussi pareille prouesse à lui tout seul…

L'une de nos internes en orthopédie, Callie Torres, m'a attirée à l'écart et soumise elle aussi à un interrogatoire en règle à propos d'O'Malley et de ses prouesses dans l'ascenseur. Pendant ce temps, Karev restait dans son coin… très discret. À ruminer sa rancœur, j'imagine. De toute évidence, il est follement jaloux d'O'Malley en ce moment…

Comme quoi… les gens vous réservent de ces surprises, parfois !

À ce qu'il paraît, Karev aurait également d'autres problèmes. Ayant échoué à l'un de ses examens médicaux, il serait contraint de le repasser et de le décrocher cette fois – sinon, il sera renvoyé du programme.

Je m'étais trompée sur son compte, une fois de plus… Mais comme je viens de dire, n'importe qui peut vous surprendre.

Mais… ? Je sens de la fumée…

Et des chants ? *Oh, non !* Quand le docteur Shepherd m'a incitée à accepter que ce chamane vienne rendre visite à un patient, je n'ai *jamais* autorisé l'usage du feu !

Trop, c'est trop ! Je descends ! Abuser de ma nature bienveillante comme ça… Dire que je me suis laissée subjuguer moi aussi par le charme du docteur Mamour ! Je pourrais me flanquer des claques !

Messagerie instantanée

Debbie-la-commère – connexion à 18 h 32

Joe-je-sais-tout :	Tu es là ? Ton électricité fait aussi des siennes en ce moment ?
Debbie-la-commère :	Un peu seulement... ! Nous sommes passés sur les générateurs de secours. Et il s'en passe de belles... !
Joe-je-sais-tout :	Quoi de plus beau que ma future victoire aux fléchettes ? Je vais te battre !
Debbie-la-commère :	Quoi ?
Joe-je-sais-tout :	Je plaisantais...
Debbie-la-commère :	Pas drôle.
Joe-je-sais-tout :	Que se passe-t-il donc ?
Debbie-la-commère :	L'ascenseur est bloqué. Avec O'Malley à l'intérieur qui procède à une opération à cœur ouvert.
Joe-je-sais-tout :	OK. Tu me bats à plates coutures avec mon histoire de score à battre... Tu es sérieuse ?
Debbie-la-commère :	Absolument.
Joe-je-sais-tout :	Mais c'est dingue !
Debbie-la-commère :	Tu parles ! Ah... voilà, c'est fini ! Le patient va enfin être transféré au bloc...
Joe-je-sais-tout :	Waouh !
Debbie-la-commère :	Tu l'as dit !

Joe-je-sais-tout :	Je m'étais trompé sur son compte.
Debbie-la-commère	Je sais. 007 vient tout juste de déployer ses ailes et de voler en solo...

Debbie-la-commère – déconnexion à 19 h 07

Déraillement

En théorie, j'avais fini mon service il y a plusieurs heures déjà, mais... je rentre tout juste à la maison.

Je suis restée à l'hôpital toute la nuit. À cause de cet affreux accident ferroviaire hier soir... (Vous l'aurez probablement vu aux nouvelles. Franchement, c'était horrible).

Bref, j'ai voulu me coucher et dormir dès mon arrivée ici, mais... impossible de faire le vide dans mon esprit.

Je n'arrête pas d'y repenser... Les grands brûlés, les amputés... Deux malheureux voyageurs se sont littéralement embrochés sur une barre métallique...

Mais ce n'est pas ce qui me tourmente le plus.

Je suis restée aux urgences pratiquement toute la nuit donc – en majorité pour des bobos sans gravité. Des gens effrayés, choqués, pour la plupart. À l'exception d'une femme, en compagnie d'une amie, qui n'était nullement décontenancée. Elle bavardait sur son portable (doté d'ailleurs de la sonnerie la plus *énervante* au monde !) en courant visiblement sur le haricot du docteur Karev – ce pour quoi elle m'a été immédiatement sympathique...

Elle était drôle. Et pleine de bon sens. Elle et moi nous sommes aussitôt bien entendues. Alors que la cafétéria avait fermé, son amie, elle et moi avons même pu nous offrir des coupelles de gelée.

Et soudain... elle est tombée raide morte. En s'écroulant littéralement de son siège sur le sol. Décédée.

Elle n'était même pas venue me consulter. Elle accompagnait

simplement son amie et… j'imagine qu'elle souffrait en réalité d'une hémorragie interne que personne n'a pu ou su détecter à temps. Un instant, elle bavardait sur son portable, la seconde suivante…

Eh bien, ça m'a énormément affectée. Elle paraissait si peu touchée par le déraillement, par tout ce qui se passait autour… alors qu'en fait, elle était bien plus en danger que les patients dont on s'occupait… Intacte en apparence – saignant à mort en réalité.

Je ne voudrais pas vous démoraliser, mais je suppose qu'à un moment ou un autre de notre vie, ce genre de chose nous frappe tous.

À propos, et sur une note plus légère (que serait mon blog sans ces petites rumeurs croustillantes, hein ?) j'ai vu Meredith Grey se balader toute la nuit avec de l'hydrosol polyvitaminé en perf' accroché au support roulant…

Ça ne peut vouloir dire qu'une chose : on l'a bipée chez Joe… où elle était en train de se soûler.

Qu'est-ce qui a bien pu la pousser à revenir à l'hôpital dans cet état d'ébriété avancée ? Je ne le saurai sans doute jamais. Mais… une petite minute ! Je le saurai, voyons ! Joe me dira tout.

Et je parie que quoi que ça puisse être, tout le monde en fera des gorges chaudes demain.

Messagerie instantanée

Debbie-la-commère – connexion à 1 h 35 du matin

Debbie-la-commère :	Grey marche comme un zombie... Allait-elle déjà si mal avant la catastrophe ?
Joe-je-sais-tout :	On peut le dire.
Debbie-la-commère :	Mamour l'aurait déçue à ce point ?
Joe-je-sais-tout :	Je n'ai aucune certitude. Mais quand il est arrivé – très tard – elle était déjà partie.

Debbie-la-commère : Alors tu crois que...

Joe-je-sais-tout : ... non, il ne l'a pas choisie et il ne l'aime pas.

Debbie-la-commère : Vraiment ? Tu penses qu'il ne l'aime pas ?

Joe-je-sais-tout : Je pense qu'il n'est pas prêt à l'admettre.

Debbie-la-commère : À cause de sa femme.

Joe-je-sais-tout : Ce type ne sait plus où il en est. Franchement... Même s'il est toujours super bien coiffé.

Debbie-la-commère : Grey ne sait plus où elle en est, elle non plus... Tu devrais la voir en ce moment.

Joe-je-sais-tout : Tout ce que j'en dis, c'est que s'il avait vraiment eu l'intention d'honorer leur rendez-vous, il ne se serait pas pointé au bar si tard – et il n'aurait pas eu l'air aussi coupable.

Debbie-la-commère : L'air coupable ?

Joe-je-sais-tout : Pour ça, oui !

Debbie-la-commère : Chienne de nuit !

Joe-je-sais-tout : Tu l'as dit...

Debbie-la-commère : Et je peux le redire : putain de chienne de nuit !

Joe-je-sais-tout : OK, OK...

Debbie-la-commère – déconnexion à 2 heures 12 du matin

Ça vaut la peine d'en parler

Qu'est-ce que je disais ? L'hôpital tout entier ne parle que de ça aujourd'hui : de Meredith Grey et des docteurs Shepherd ! S'il n'était pas si évident qu'elle savait dès le départ où elle fourrait les pieds, j'aurais presque de la peine pour cette fille… Sortir avec un titulaire ! On n'a pas idée…

En fait, n'importe quel idiot verrait combien cette situation la mine. Elle a l'air d'un parfait zombie. Mais c'est la vie ! Mieux vaut laisser ses problèmes personnels à la maison et agir en docteur digne de ce nom dès qu'on franchit l'enceinte de l'hôpital. Pas en adolescente en mal d'amour !

Bon… Vous ne croirez jamais comment ma matinée a commencé… avec un patient *volé* !

Cristina Yang a réussi à *chaparder* un patient du service de psychiatrie pour le faire entrer en douce en chirurgie ! Mais pour qui se prend-elle, celle-là ?

Si des règles ont cours ici, ce n'est pas sans raison ! Il y a un protocole à suivre, que ses petites camarades (Stevens et Grey) et elle devraient respecter !

J'en ai *jusque-là* de leurs manigances ! Il a fallu que je donne de la voix…

… et que je reprenne les choses en main. En commençant par *tenter* d'inculquer à Yang des notions élémentaires au moyen d'une bonne leçon. Elle en avait cruellement besoin. Vous devriez voir la pile de touchers rectaux à faire que je lui réserve…

Ça me rappelle une leçon que j'avais aussi dû donner à Bailey en son temps… À ses débuts ici, c'était une vraie terreur, croyez-moi ! Et je mentirais si je vous disais que la former fut un jeu d'enfant. Mais voilà comment je vois les choses : si j'ai pu mater le Tyran, que je sois damnée si je n'y arrive pas avec Cristina Yang !

Non que le patient « volé » n'ait pas constitué un cas passionnant... Reconnaissons-lui au moins ça. Yang a l'œil quand il s'agit de déceler des interventions de premier ordre. On dirait vraiment que l'homme en question est « enceint » de huit mois ! Je n'avais encore jamais vu autant de médecins s'intéresser à un patient comme ça depuis... toujours !

Stevens s'est donnée en spectacle aujourd'hui, en beuglant contre Karev au vu et au su de tout le monde – il aurait oublié de l'embrasser pour lui souhaiter bonne nuit ? C'est ça ? En tout cas, leur relation *passionnellement* capricieuse n'aura échappé à personne.

Même si je ne m'en étais pas encore tout à fait rendu compte, pour être honnête... On dirait que l'ascenseur n'est pas le seul endroit où Karev a du mal à assurer.

Oh ! Et vous ai-je parlé de l'incendie qui s'est déclaré dans un de nos blocs, aujourd'hui ? Burke était en pleine opération cardiaque ! Le cœur palpitant de sa patiente s'est embrasé d'un coup ! Inimaginable...

Le plus étrange, c'est que la pauvre femme a survécu.

Oh... revoilà Yang ! Ayons l'air très affairée. Mais, ma parole... ! Accuserait-elle Bailey d'être la source de tous ses maux aujourd'hui ? Trop fort ! Mieux que tout ce que j'aurais pu espérer...

Ce que j'ai sur le cœur, je ne vais pas l'envoyer dire à miss Yang... Si elle avait montré un petit peu de respect, elle aurait pu s'épargner une *très longue* journée.

Un baiser de rêve...

Histoire d'enchaîner, ce soir après mon service, je suis retournée chez Joe... Mes collègues et moi avons joué aux fléchettes...

... Et je voudrais pouvoir décrire ce que j'ai vu ! Comment rendre justice à une vision pareille ? Le plus merveilleux baiser que j'aie jamais surpris, le plus incroyablement sexy, époustouflant, d'une confondante tendresse...

… entre Alex Karev et Izzie Stevens…

J'imagine que sa petite scène de tout à l'heure a porté ses fruits, car…

… Mon Dieu ! J'en frissonne rien que d'y repenser ! Joe m'apportera son soutien. *Là*, Karev a décidément *assuré* !

Le concours de pronostics officiel du Seattle Grace

Qu'y a-t-il dans le ventre du mec « enceint » ? (20 dollars de mise minimum)

Infirmier Tyler	Un gros kyste.
Infirmière Olivia	Un jumeau qui ne se serait pas développé ?
Alex Karev	Un *alien*, mec !
Docteur Bailey	Un tératome mésentérique.
Cristina Yang	~~un gros fœtus fluide~~… Un tératome !
Izzie Stevens	Injuste ! Cristina triche, c'est une horreur !
Infirmière Liz	Une poche de gaz.
Janis (le laborantin)	Des intestins démesurés.
Scooter	Je pense qu'il a avalé une chaussure ou un truc comme ça.
Raj (psychiatrie)	Ce n'est rien ! Grossesse hystérique. Voilà.
Alice (les déjeuners en salle)	Il a abusé de mon chili.

Docteur Torres	Une anomalie de la structure osseuse.
Patricia	Son jumeau.
Infirmière Darren	Un second estomac.
Daisy (service compta)	Un bébé ?
Ray (l'aide-soignant)	Ch'ai pas. Mais c'est énorme, mec !
Eric (radiologie)	Une capsule temporelle.
Courtney (pharmacie)	Une inflammation des tissus due à une réaction allergique.
Docteur Montgomery-Shepherd	Une chose est sûre : il ne s'agit pas d'un bébé.

Le destin s'en mêle

Vous savez comment j'aime démarrer ma journée ? Avec un pain au chocolat et un café serré ! Mais plus encore…

… Avec de bons ragots croustillants à souhait ! Du style bien embarrassants dont seul le Seattle Grace a le secret ! Aujourd'hui n'aura pas fait exception à la règle.

D'abord, alors que j'achetais mon café et ma viennoiserie à la machine, à l'entrée de l'hôpital, j'ai vu Mme Shepherd se garer juste à côté de sa rivale (le docteur Grey) sur le parking. Joli.

Ensuite, alors que Grey faisait des signes cabalistiques sur son front (un truc bizarre… il faut dire qu'elle s'est baladée toute la journée avec un pansement des plus ridicules – car quel chirurgien digne et sérieux irait s'affubler d'un pansement *Hello Kitty* pour aller bosser ?), Shepherd l'a hélée.

Elle a hélé celle qui s'envoyait son mari ! Ah ! Est-ce mal de ma part de savourer la misère des autres ?

Et comme si toute cette excitation ne suffisait pas, Yang m'est carrément passée devant pour avoir plus vite son café – *et* celui de Burke ! Ça m'a fichu en boule... Ce coupe-file culotté était sans doute sa petite revanche après la semaine infernale que je venais de lui faire passer... Et puis, j'ai réalisé... Quelle importance ? Elle se chargeait d'apporter son café au docteur *Burke* !

Et les voilà repartis à rire et à flirter en traversant le hall d'entrée... Faut-il en conclure qu'ils se sont rabibochés ? Au grand jour ? Se sentent-ils libres maintenant que l'histoire entre Meredith et Mamour n'est plus un secret pour personne ?

Oh, je dois y aller... Une infirmière n'a-t-elle donc pas le droit de manger en paix ? Ridicule ! En ce moment, il y a une telle pénurie d'aide-soignants que nous devons tous assurer des remplacements à la consultation. Et *ça râle* !

Devinez qui ne pourra même pas s'absenter pour Thanksgiving la semaine prochaine ? Tout juste ! Ma famille savourera la dinde et moi... je resterai là. Avec le titulaire intérimaire délégué pour la journée... Un docteur de Mercy West, à ce qu'il paraît. Espérons qu'on aura plus de chance que l'an dernier. Quand je repense à ce dingue, ça me file la chair de poule !

Oh, et à propos... Pas question de vous quitter, mes chéris, avant de balancer la meilleure de toutes :

Bailey... est enceinte !

Messagerie instantanée

Debbie-la-commère – connexion à 15 h 17

Joe-je-sais-tout : Tu ne me l'avais pas dit !

Debbie-la-commère : Dit quoi ?

Joe-je-sais-tout : Que le Tyran est enceint… d'un mini-Tyran !

Debbie-la-commère : Moi-même, je viens de le découvrir.

Joe-je-sais-tout : Tout le monde ne parle plus que de ça aujourd'hui !

Debbie-la-commère : Vraiment ? Ici, personne ne semble l'avoir remarqué…

Joe-je-sais-tout : Mais parce qu'on parle du Tyran ! Les gens en ont peur !

Debbie-la-commère : Bailey n'est pas si effrayante tout de même… Surtout en ce moment. Elle se radoucit, je crois. Je l'ai même surprise en train de parler tout bas à son ventre…

Joe-je-sais-tout : Il faudrait peut-être lancer en son honneur une de ces réceptions où tout le monde apporte quelque chose ?

Debbie-la-commère : Lancer une mini-réception en l'honneur du Tyran ?

Joe-je-sais-tout : Pourquoi pas ? Je te parie que Bailey adorerait ça !

Joe-je-sais-tout : Deb' ? Tu es là ? Allô ? Debbie ?

Debbie-la-commère : Navrée… Il m'a bien fallu une minute pour m'en remettre ! Je riais tant que j'en suis tombée de ma chaise ! Tu disais… ?

Debbie-la-commère – déconnexion à 16 h 30

Trop de dinde, trop peu de temps...

Joyeux Thanksgiving avec un peu de retard, mes joyeuses commères du Seattle Grace ! J'ai hélas de tristes nouvelles : à Thanksgiving, mon cher vieil oncle Pete s'est éteint. On m'a prévenue par téléphone alors que j'étais de service – ça m'a bousillé ma journée, comme vous pouvez l'imaginer.

Je n'ai même pas eu le temps de faire un saut chez Joe pour lamper une de ses spécialités surprises en l'honneur de la Journée de la Dinde... (Deux tequilas pour le prix d'une, par exemple. Imparable !)

Pete, vous l'auriez aimé... Infirmier aussi de métier, c'était un pionnier dans son genre. Il se battait pour que les hommes aient autant leurs chances que les femmes – il était en avance sur son temps, voyez-vous. Vous l'ignorez sans doute, mais je viens d'une famille entièrement dévouée à ce beau métier : tante Lucy, ma sœur Val, tous mes cousins et cousines, Pete et jusqu'à mon arrière-grand-mère Byrd... On pourrait dire qu'on a ça dans le sang ! C'est génétique chez nous.

Avant de devoir partir, j'ai cependant surpris quelque chose de fascinant...

Comme je dirigeais le pôle des infirmiers, j'étais en première ligne pour observer Mamour et le docteur Grey confronter leurs points de vue à propos d'un pauvre hère (un patient EVP – ou dans un « État Végétatif Permanent », si vous préférez. Un légume. Enfin, vous voyez le topo...) Meredith Grey insistait : le pauvre hère avait rouvert les yeux et l'avait *regardée* ! Parfois, je me demande comment cette fille a pu sortir diplômée de la fac de médecine...

Non sans raison, le docteur Mamour l'a remise à sa place et il s'apprêtait à tourner les talons lorsque... vous auriez dû voir à quel point son expression s'est transformée. S'arrêtant, il a pivoté vers elle pour la gratifier d'un de ses grands regards bleus à faire fondre les glaciers… Même *moi*, j'ai fondu !

De vous à moi ? Il n'a nullement renoncé à elle… Il peut tromper son monde en affectant de tout arranger avec sa légitime (qui fréquente d'ailleurs le même salon de coiffure que la belle-sœur de la fille de mon amie et qui dépense des fortunes pour une teinture de cette belle couleur flamboyante) mais… En vérité, ça crève les yeux.

Si j'étais femme à parier, je parierais qu'il ne tardera plus à revenir à l'attaque pour reconquérir Grey. La semaine prochaine, dans un mois… qui sait. Quoi qu'il en soit, cette relation est loin d'être de l'histoire ancienne. En tout cas, je ne l'espère pas. Ce serait tarir une merveilleuse source de ragots !

J'ai raté la suite à cause du fameux coup de fil… à propos de mon cher oncle Pete. Pauvre diable… Il aurait trop repris de la fameuse spécialité au riz de tante Lucy… Trop triste. Au moins, il sera mort heureux.

Les petits secrets du Seattle Grace : les meilleurs endroits où faire secrètement l'amour…

Mes collègues et moi avons enquêté pour établir la liste des endroits privilégiés pour faire l'amour à l'hôpital… (censés, du moins).

Certaines réponses vous surprendraient ! Voici un florilège de mes favoris :

ALEX : Le bureau du chef de service. Mais ne le répétez à personne, hein !

BURKE : Pas question que je vous le dise.

YANG : Réserve. Troisième étage.

GREY : Vous êtes sérieuses, les filles ?

IZZIE : Comme si j'en savais quelque chose ! Comme si j'avais eu la moindre relation sexuelle ces derniers mois !

O'MALLEY : Vous me posez une colle, là... Sous l'escalier, ce serait cool, non ? Ou le toit, peut-être. Quoique... ce serait venteux. Sans parler des fientes d'oiseaux. Alors... Pas le toit. Que diriez-vous du... sous-sol ?

ADDISON : Harcèlement sexuel, vous en avez entendu parler ? Vous savez ce que vous risquez ?

BAILEY : La salle de garde. Et la galerie, après les heures de service. Ainsi que la chambre de secours, au quatrième. Oh, et la bibliothèque aussi, ce n'est pas mal...

OLIVIA : Un lit de réserve aux Urgences, derrière le rideau.

DOCTEUR CALLIE TORRES : La salle des prothèses.

CHEF DE SERVICE WEBBER : Mon bureau. Mais ne le répétez à personne !

DOCTEUR MAMOUR : J'ai toujours eu un faible pour les voitures, en ce qui me concerne.

TYLER : N'importe où, ça me convient, mec !

PATRICIA : La salle de conférences. Très tôt le matin.

DEBBIE : Je vous en prie ! Vous ne voudriez tout de même pas que tout le monde envahisse mon petit coin de paradis, non ?

En rêvant du docteur Mamour...

C'est du tout chaud ! Je suis censée faire la tournée des patients convalescents, mais après ce que je viens d'entendre, je mérite bien une petite pause...

Selon l'infirmière Inyeshka (qui le tient de sa collègue Bitty suite à une conversation entre Tyler et Liz, laquelle se serait trouvée dans les toilettes des dames en même temps que les docteurs Grey et Yang...), Grey rêve de Mamour...

Le genre de rêves torrides qui se déroulent souvent sous la douche... Nos songes peuvent parfois trahir nos pensées les plus enfouies, dit-on... Que doit-on en conclure dans le cas de Grey ?

La réponse est simple ! Elle est toujours follement amoureuse de Mamour... Bon ! Mes patients m'attendent... Je ferais mieux d'y retourner.

Du gros, du petit...

Après mon absence à Thanksgiving, j'ai certainement reçu un chaleureux accueil à l'hôpital ! Et ce n'est rien de le dire...

Car j'ai eu droit à un... pénis. En pleine érection ! Au garde-à-vous ! (Et pas question de repos...)

C'était quand même bien mieux que cette foldingue qui vient d'accoucher de quintuplés dans le nouveau service du docteur Shepherd... Mais j'y reviendrai.

Notre jeune homme en érection s'est révélé fort sympathique. Et très volubile. Dieu, il en avait des choses à dire ! Serais-je fidèle à moi-même si je m'étais abstenue de l'écouter, le pauvre ? Grey ne s'est d'ailleurs guère attardée sur son cas, alors que, à l'évidence, notre patient aurait adoré qu'elle lui manifeste un peu plus d'intérêt... C'est drôle comme les gens se confient parfois plus volontiers à de parfaits étrangers...

Et pour ce qui est de se confesser, les amis… Voilà un scoop !

Apparemment, le docteur Grey fréquente le bar de Joe presque tous les soirs depuis Thanksgiving – ce beau jeune homme y a remarqué Meredith plusieurs fois de suite. (Je l'ai vérifié auprès de Joe, c'est exact.)

Donc, « Erection-Boy » l'avait trouvée mignonne, désirait sortir avec elle et avait finalement trouvé le courage de l'aborder, mais…

En fait, elle a des critères très particuliers sur le choix de ses partenaires du moment… Elle a voulu savoir si notre homme était marié, sain de corps et d'esprit, s'il exerçait la profession de médecin… Après l'obtention des bonnes réponses, Meredith et lui ont continué sur cette lancée, bu quelques verres, partagé de petits secrets, puis ils se sont retirés pour (je le cite) aller « follement s'éclater » ensemble. Vu ce que j'ai sous les yeux, je n'en doute pas…

Maintenant, à propos de ces quintuplés… Oh, ciel ! Même si j'étais une *mama* pur sucre, je ne pense pas qu'élever cinq bébés d'un coup serait dans mes cordes ! Sans compter qu'ils ont tous de graves problèmes de santé… Dès demain, le service sera envahi par les interventions et les soins aux nouveau-nés… Dingue !

J'ai fait un saut en réa néo-nat' ce soir avant de rentrer, histoire de jeter un coup d'œil aux petits moufflets.

L'un de ces bébés – baptisé Emily, je crois – a davantage retenu mon attention que les autres. Sans doute parce qu'il semblait être le plus menu, le plus fluet. Quelque chose… a attiré mon regard. Tous les autres ont besoin d'une opération chirurgicale lourde, mais Emily… Eh bien… Demain matin, je reviendrai sans doute la voir quelques instants. Le docteur Stevens est l'interne en charge du cas d'Emily, je crois.

En parlant de Stevens, elle aussi a attiré mon attention. Elle paraissait triste. Distante… D'après l'infirmier Tyler, ce ne serait pas sans rapport avec un bruit de couloir : l'infirmière Olivia et le docteur Karev fricotaient (encore) dans la salle de garde... Mais ça, ça reste à confirmer.

Bon sang, Olivia n'est pas assez bête pour retomber dans ces bras-là tout de même !

À propos, vous ai-je raconté ce qui est arrivé aujourd'hui au docteur Karev ? Il s'est planté dans les grandes largeurs en rajustant trop vite les taux de sodium d'un patient (en dépit de ce que la prescription stipulait), au point que le pauvre gars ne s'en remettra jamais...

Je ne plaisante pas. J'ai déjà vu ce genre de cas. Vous voulez mon avis ? Le type est perdu... Karev serait alors le premier des internes à commettre ce genre d'erreur. Irréparable.

C'est encore pis que de mériter le surnom de 007 – avec le fameux « permis de tuer ». Demain, nous serons fixés, je suppose...

Quant à moi, après le boulot, j'ai refait un saut chez Joe afin de participer aux tournois de fléchettes qui ont repris. J'ai fini avec O'Malley dans mon équipe. À une époque pas si lointaine, je ne l'aurais jamais accepté ! Mais après la prouesse de l'ascenseur, je me suis dit... Eh ! Il pourrait être doué ! D'autant que je l'avais déjà vu jouer, et qu'il n'était pas si mauvais à la base.

Espoir perdu... Avec lui, on s'est ramassé sur toute la ligne ! Je lui avais même prêté mes fléchettes *design* artisanales d'Écosse, mais... rien n'y a fait. On ne m'y reprendra pas de sitôt à faire équipe avec O'Malley, vous pouvez me croire !

Supporter ces internes au boulot est une chose, compromettre ses titres de championne gravés sur plaque en est une autre !

Franchement !

La méchanceté n'a rien de simple

Il y a quelque chose dans l'air... Tout le monde est sur les dents aujourd'hui !

D'ordinaire, il fait plutôt bon travailler au Seattle Grace. C'est agréable. Beaucoup de visages familiers et amicaux, des collègues d'humeur badine... À l'entrée, on trouve même une machine qui propose du café assez potable...

Mais aujourd'hui ? Les gens sont maussades et grognons. Blessants. Tout simplement méchants... Même moi ! Je le reconnais.

Comment ? Eh bien, j'ai commencé par coller Olivia au docteur O'Malley.

Je n'en avais pas véritablement l'intention au départ, mais il y a eu ce patient aujourd'hui qu'il fallait traiter avec des sangsues (eh oui, ces sales petites suceuses de sang visqueuses...) et alors... J'ai chargé Olivia de s'occuper des bestioles.

Ce qui veut dire qu'elle s'est aussi farcie O'Malley... juste après « s'être payé » son meilleur ami en se tapant Alex... Ça n'était pas joli, joli, quoi.

O'Malley ne sait probablement pas qu'il a vexé Olivia. Chez Joe, j'ai longuement parlé avec elle hier soir, et elle est tiraillée... Je n'avais pas idée qu'elle se sentait si proche de George O'Malley.

Je sais ce que c'est de vouloir ruer dans les brancards et répliquer... Mais cette petite Olivia... Elle n'a *jamais* voulu que tout cela arrive, se mettre O'Malley ou même le docteur Stevens à dos avec ses coucheries... Seulement, elle l'a fait ! Et George O'Malley ne lui a pas envoyé dire ce qu'il pensait d'elle...

Je l'ai retrouvée après enfermée dans les toilettes des dames, à pleurer...

Un autre gros méchant loup ? Le docteur Montgomery Shepherd.

Elle aurait décidé de donner une bonne leçon au docteur Stevens... Moi, je suis tout à fait pour remonter les bretelles de ces mauviettes d'internes. Je m'y efforce, pour ma part. Mais qu'a donc fichu Alison ? Elle a contraint Stevens à insister toute la nuit pour ramener à la vie un bébé qui n'avait aucune chance de s'en sortir à la base...

Voilà qui nous hisse à des hauteurs de méchanceté... J'espère que la « leçon » en valait la peine !

La seule à ne pas être à cran aujourd'hui, c'est Bailey... Étonnant, non ? Je l'ai surprise à faire risette à un des quintuplés. Le Tyran en personne... gazouillant devant un nouveau-né ! On dirait... un oxymoron, tiens !

Mais ce qui me touche particulièrement (j'assure la garde de nuit au pôle infirmier des urgences en ce moment même), c'est ce que j'ai sous les yeux...

Vous vous rappelez sans doute qu'hier, le docteur Karev a commis une grave erreur vis-à-vis d'un de ses patients... lequel n'a pas fini d'en payer le prix. Je doute même qu'il reprenne connaissance un jour, le malheureux. Plus tôt dans la journée, j'ai entendu le docteur Shepherd engueuler Karev – sans prendre de pincettes.

Et maintenant, je vois Karev là-bas, assis au chevet de son patient en phase terminale. À attendre qu'il expire...

Mamour est repassé il y a quelque temps et a dit à Karev de rentrer chez lui. Mais notre interne a refusé. Selon lui, personne ne devrait mourir seul.

Karev sera peut-être renvoyé, mais au moins, il a une conscience. Eh oui. Qu'il soit prêt à l'admettre ou pas.

Lumières scintillantes et paillettes

Ah... les vacances ! Cette époque de l'année où tout autour de vous, plus gai et plus vif, scintille, nimbé de lumière et de lamé à paillettes ! J'adorais ça... tout décorer dans la joie et l'allégresse...

Mais ces derniers temps ? J'arrive à peine à exposer mes cartes de vœux avant que ne revienne la Saint-Valentin.

Non que je n'aie plus l'esprit à la fête… ne croyez pas ça. Mais avec les horaires que je me tape depuis quelques jours ? Bah ! Le chef de service devra *vraiment* alléger la charge de travail des infirmiers.

Cette année, le sapin géant que l'hôpital installe comme toujours dans le hall d'entrée devra suffire à mon bonheur. (Et ce n'est pas des blagues : la pointe de ce colosse végétal tutoie au moins le deuxième étage…)

OK ! Ça fait deux fois aujourd'hui qu'Addison Shepherd me *pique* mon catalogue *Elegant Memories* ! Entendu, elle cherche sûrement des idées de cadeaux pour sa belle-mère… Et je comprends même combien c'est stressant (surtout à Noël, quand on vient juste de tromper le fils de sa belle-mère… !)

Mais bon… Addison, vous n'avez qu'à dénicher votre propre bon de commande pour ce cachemire à monogramme ou cette couverture de mohair tissée main ! D'accord ?

Le pauvre petit Justin y est encore passé aujourd'hui. On le revoit régulièrement dans l'unité pédiatrique cardiaque… Certains d'entre nous l'ont même vu grandir au fil des ans. Je me souviens encore de la toute première opération qu'il a subie, alors qu'il était haut comme trois pommes… Son cœur est trois fois plus petit que la normale, pourrait-on dire. Mais Burke a obtenu une greffe pour lui, alors… je croise les doigts pour que ça prenne. Ça ferait un si joli miracle de Noël…

Je dois vous parler de la conversation que j'ai surprise ce matin dans les toilettes des dames… Le docteur Bailey était en train de parler… à son ventre ! Histoire de prévenir son bébé à naître qu'elle ne tolérerait pas une seconde ses coups de pied en pleine opération au bloc !

C'est bien du Tyran, ça, de prétendre raisonner un fœtus ! Le gosse, quand il naîtra, aura intérêt à filer droit…

À elle seule, une famille m'a flanqué une de ces migraines… Comment peut-on être aussi bruyant, c'est insensé ! Ou me biper toutes les cinq secondes ? Le pire, c'est que ces gens-là me rappellent ma propre famille ! Comme si à cette époque de l'année, je n'avais déjà pas fort à faire avec les miens... À croire qu'ils adorent tous le chaos !

Ah, très bien... J'ignore ce qu'il s'est passé au juste, mais Cristina Yang vient littéralement de me rentrer dedans... avec un sapin de Noël sous le bras. Elle était en train de brailler quelque chose à O'Malley à propos de ses... *nibards ?* Bon, ça ne me regarde pas, je ne veux rien savoir !

Ce dont je suis sûre, en revanche, c'est que Karev doit recommencer l'épreuve pratique permettant de juger de sa dextérité opératoire... demain. Quelques jours à peine après avoir *tué* un patient. Et s'être révélé *incapable* d'opérer à cœur ouvert en urgence lors d'une panne d'ascenseur...

On parie sur ses chances de rebondir ? L'infirmier Tyler a misé 20 dollars sur un nouvel abandon de Karev... Vous voulez mon avis ? Tyler n'a guère pris de risques...

Oh, génial... Quelqu'un vient d'arriver, blessé par une barre de sucre candi... Franchement ! Il y a de quoi célébrer l'esprit de Noël après ça...

P.S. : La fête de fin d'année des infirmiers aura lieu la semaine prochaine chez Joe. Je vous tiendrai informés de tout ce qui se passera en coulisse, comptez sur moi ! Espérons que cette fois l'infirmière Ginger tiendra mieux l'alcool, au lieu de se mettre à se déshabiller et à se déhancher en sous-vêtements Peppermint Patty !

Messagerie instantanée

Debbie-la-commère – connexion à 8 h 43

Debbie-la-commère : Tout est fin prêt pour la fête ?

Joe-je-sais-tout : Deb', ça fait combien d'années déjà ? Tout est sous contrôle.

Debbie-la-commère : On manque de laits de poule, de boissons chaudes alcoolisées... Et d'une sono qui déchire ! À propos... Et mon mixage ? Tu as toujours le pot-pourri festif que je t'ai concocté, pas vrai ?

Joe-je-sais-tout : Tu es comme ça avec tes internes ? Car dans ce cas, pas étonnant qu'ils se soûlent !

Debbie-la-commère : Ah, ah...

Joe-je-sais-tout : Ton sketch satirique est prêt ?

Debbie-la-commère : Oh, oui ! Et il surpassera celui de l'an dernier.

Joe-je-sais-tout : Je ne sais pas... Quand Tyler a parodié le chef... Crevant !

Debbie-la-commère : Il était sacrément doué, hein !

Joe-je-sais-tout : Et ton imitation de Bailey ? Inénarrable !

Debbie-la-commère : Je fais très bien le Tyran, pas vrai ?

Joe-je-sais-tout : Ça m'étonnerait que tu battes tes propres records !

Debbie-la-commère : Tu verras bien.

Joe-je-sais-tout : Ça m'étonnerait...

Debbie-la-commère : On parie ?

Debbie-la-commère – déconnexion à 9 h 02

Mes propres « 12 jours de Noël »

Il y a une chose que vous devriez savoir à mon sujet… J'aime chanter. Je n'ai pas une jolie voix ni même un sens du rythme très développé mais… oui, j'adore pousser la chansonnette!

Dès que reviennent les fêtes de fin d'année, les infirmiers se regroupent pour une petite sauterie festive, chez Joe… Et ça cartonne!

Nous échangeons nos « surprises de Noël » (merci pour les petits trésors au crochet et pour la bouteille de gin, Ginger!) Nous nous remémorons nos patients les moins aimés de l'année (le mien, c'était le type « enceint » et celui d'Olivia, le fêlé qui boit l'eau des cuvettes WC…) ainsi bien sûr que nos favoris (à l'unanimité : Joe! Nous l'aimons tous).

Nous nous livrons à des parodies, décernons des prix… (L'infirmière Liz a gagné haut la main cette année avec son imitation crevante d'Addison Shepherd! Elle nous a fait exploser de rire avec ses blouses rose saumon…!)

Et nous chantons. Là, j'ai remporté un vif succès.

Car j'avais créé ma propre version des « 12 Jours de Noël »… Tenez-vous bien, la voilà!

Le douzième jour de Noël, notre chef Webber m'a donné :
12 heures de moins par garde
11 prescriptions légales
10 chirurgiens respectueux
9 boissons gratuites chez Joe
8 génoises d'Izzie
7 infirmiers sans la syphillis
6 semaines de corvées pour Yang
5 internes pour changer les bassins!
4 fois plus seyantes : des blouses

3 gars de Grey
2 Shepherd dansant
... et 1 perdrix dans les cheveux de Mamour!

Joyeuses fêtes, tout le monde!

Le premier à partir ?

L'infirmier Tyler et moi prenions donc notre pause café ce matin lorsque nous avons lancé un amical petit pari de « début d'année »...

Pas vraiment un pari d'ailleurs. Comme je l'ai dit, je ne suis pas femme à parier. Un scrutin amical, disons plutôt...

Alors rien que pour vous, chers adeptes des bruits de couloir du Seattle Grace, voilà le topo : Tyler a moins de bouteille que moi, qui vois passer des internes depuis des années maintenant. Et quand je dis « passer »... c'est à plus d'un titre!

Chaque année en gros, un interne craquera sous la pression, s'enfuira en hurlant à la mort... Il y en a toujours un, semble-t-il, destiné à baisser les bras.

Voilà à quoi Tyler et moi repensions en sirotant nos cafés au lait parfumé au pain d'épice... Lequel de ces internes en chirurgie jettera l'éponge le premier, renoncera à faire carrière et embrassera une profession moins exigeante... en dermatologie ou autre?

O'Malley, ex « 007 »?

Stevens? Que notre rusée Mme Shepherd a mouchée?

Karev? Inutile de se leurrer, il a dû repasser l'examen médical jugeant de sa dextérité opératoire.

Yang? À force de jeter toutes ses forces dans la bataille, elle finira bientôt sur les rotules... Obligatoirement.

Grey, alors? Contrainte de se montrer à la hauteur (avec une mère pareille !) tout en étant cernée de toutes sortes de distractions à la « Mamour »... ?

Tyler mise sur O'Malley. L'infirmière Liz pense qu'ils seront tous retenus. À en croire Olivia, ce sera Karev (mais ça, c'est juste parce qu'il l'a vue toute nue si vous voulez mon avis !) Quant à moi... Je ne sais plus trop...

S'il est une chose cependant que ce métier m'a apprise après tant d'années, c'est qu'il faut toujours s'attendre à l'inattendu.

Alors bon... À votre avis, *qui* craquera le premier et quittera le programme ?

Tout ce que vous avez toujours désiré savoir...

OK. Vous n'ignorez pas quelle vie de dingue je mène, avec des horaires impossibles... Particulièrement depuis que le chef de service nous a refusé le budget qui aurait permis d'embaucher davantage d'infirmières. Et depuis quelques jours, nous sommes complètement ramollos à force de courir partout... Mais ça, c'est une autre paire de manches.

Ce matin, j'ai eu droit à un peu de répit – la première matinée tranquille depuis une éternité ! Et j'ai réalisé... Je n'ai plus eu une minute à moi pour répondre à vos commentaires ! Quelle honte, car certains étaient vraiment très bons...

Donc, me revoilà. Après analyse, j'ai recoupé les questions les plus fréquentes, dont voici les réponses (en espérant assouvir un tant soit peu votre insatiable curiosité !)

Au Seattle Grace, les médecins entretiennent-ils des relations d'ordre privé avec les infirmières ?

Se sautent-ils dessus à la moindre occasion dans la salle de garde ? C'est ça que vous voulez savoir ? Est-ce là le sens de votre question… En fait, l'hôpital, c'est un peu comme le lycée. Les gens ont leurs cliques. Ils les aiment, ils s'y tiennent. Et pardessus tout, ils adorent se chambrer les uns les autres.

Ma clique, par exemple, regroupe comme collègues Tyler, Olivia, Liz et moi. Oh, et Joe ! Mais Joe mange à tous les rateliers, pourrait-on dire… Et ce que nous adorons – davantage encore que de torturer les internes – c'est de nous moquer des gens…

Car, au cas où cela vous aurait échappé, il s'en passe de belles par ici ! Souvenez-vous, l'histoire du type qui fait une chute du haut d'un immeuble et atterrit sur un pigeon… Qui a porté le bec du volatile (« Titi » !) en sautoir toute la journée sinon O'Malley ? Voyez ?

Que cache l'offre de Webber au docteur Montgomery-Shepherd ?

Voilà ce que je sais (ou que j'ai… hum… surpris en me dirigeant sans hâte, innocemment, du côté du fax) : Webber a effectivement fait une *sacrée* offre à Addison ! Non, je ne connais pas la somme exacte, mais il lui a pratiquement proposé une aile entière de l'hôpital. C'est beaucoup plus que ce qu'il a accordé à Burke ou même à Mamour pour l'attirer à Seattle, d'ailleurs.

Certains pensent que Webber aimerait réconcilier les époux Shepherd, mais… Entre nous ? Notre chef de service est avant tout un redoutable homme d'affaires. Vous devriez voir les gens cools (les poches pleines de billets verts) qu'Addison a déjà attirés ici. C'est dingue ! Les patients affluent de tout le pays rien que pour qu'elle puisse les soigner…

Raison de plus, à mon avis, pour que notre chef embauche du personnel supplémentaire. Mais comme je vous le disais… c'est une autre histoire.

Avez-vous remarqué à quel point le docteur Karev flirte avec Grey ?

Vous plaisantez ? Avez-vous remarqué à quel point il flirte avec *tout le monde* ? Par l'enfer, il a même essayé avec moi ! Et croyez-moi, il avait une idée derrière la tête, le bougre ! Il avait besoin d'un truc… Ce sale môme sait vraiment entortiller son monde autour de son petit doigt…

Cela étant, il semble en effet exister certaines affinités entre Grey et lui… C'est d'ailleurs intéressant que vous souleviez le problème. Je surveillerai ça de plus près dorénavant…

Où en sont Meredith et Mamour ? Quand se remettront-ils enfin ensemble ?

Bon, j'ai bien compris que beaucoup d'entre vous étaient de véritables fleurs bleues dans l'âme… Moi-même, je ne vous le cache pas, il m'est arrivé par le passé de lire deux ou trois romans à l'eau de rose… Mais… hum ! Auriez-vous oublié ? Nous parlons là d'un titulaire – un heureux homme marié, qui plus est – et d'une interne ! S'il y a quelque chose qu'on n'encourage pas ici, c'est bien ça…

D'un autre côté, il ne m'a évidemment pas échappé que ces deux-là n'arrêtaient pas de se croiser « comme par hasard » à la cafétéria, dans le hall… ou l'ascenseur. D'ailleurs, ce qu'ils peuvent l'emprunter, cet ascenseur, ce n'est pas croyable ! Bizarre. En en ressortant, ils ont toujours l'air un peu… troublés ? Je ne crois pas qu'il y ait anguille sous roche, mais une chose est sûre néanmoins…

Addison aussi prend de plus en plus l'ascenseur. Elle surveille son mari d'un regard d'aigle. Et qui l'en blâmerait ? Il n'y a pas si longtemps, Mamour et elle ont eu le verbe haut au bar, m'a dit Joe…

Eh bien… qui vivra verra !

Et enfin : Debbie, j'aime votre style. Êtes-vous célibataire ?

Je sais, c'est dur à croire, mais… le fait est ! Je suis célibataire ! Et je cherche l'âme sœur… Je suis du signe des gémeaux, j'aime voyager. Je ne mange pas d'œufs, mais cela mis à part, je sais cuisiner. J'aime aussi les films ringards, les fléchettes, le karaoké et le sport. Ah, pour ça, j'adore le sport ! Les grands soirs, inutile de chercher à me retenir !

Alors, messieurs, la balle est dans votre camp… Il vous suffira de faire un saut chez Joe et de m'offrir une bière. Je suis tout le temps fourrée dans son bar…

Messagerie instantanée

Debbie-la-commère – connexion à 16 h 23

Debbie-la-commère : Je ne peux pas croire que tu aies pris de tels risques en partant skier... Tu veux repasser sur le billard et qu'on t'ouvre encore la cervelle, ma parole !

Joe-je-sais-tout : Merci de compatir autant, Deb'. Ça me fait chaud au cœur, je t'assure.

Debbie-la-commère : Walter et toi avez pris du bon temps, au moins ?

Joe-je-sais-tout : Oh, oui ! Je regrette que nos vacances aient été si courtes.

Debbie-la-commère : Ah là, là... C'est toujours comme ça.

Joe-je-sais-tout : Alors, tu as pris de bonnes résolutions cette année ?

Debbie-la-commère : Le tout, c'est d'y croire. J'essaierai.

Joe-je-sais-tout :	Une semaine, c'est ça ? Tu te rappelles, l'an dernier ?
Debbie-la-commère :	Plus question de sortir avec des anesthésistes !
Joe-je-sais-tout :	Cette résolution-là, tu ne l'as pas tenue. Et l'année précédente ?
Debbie-la-commère :	Plus de tequila pendant mes nuits de service.
Joe-je-sais-tout :	Celle-là non plus, tu ne l'as absolument pas tenue ! Et encore avant ?
Debbie-la-commère :	Plus de pains au chocolat. Plus question de tourmenter les internes. Ni de se moquer des fêlés bossant en psychiatrie. Ça va, ça va... j'ai compris !
Joe-je-sais-tout :	Alors, quelle bonne résolution comptes-tu ne pas tenir cette année ?
Debbie-la-commère :	Je te le dirai plus tard.
Joe-je-sais-tout :	Histoire que je devine ? C'est ça ?
Debbie-la-commère :	Non. Parce que tu vas te moquer.
Joe-je-sais-tout :	OK. Je ne me moquerai pas.
Debbie-la-commère :	Promis ?
Joe-je-sais-tout :	Promis.
Debbie-la-commère :	Bon, alors... Ma résolution... Colporter moins de ragots.
Debbie-la-commère :	Allô ?
Debbie-la-commère :	Joe ?

Joe-je-sais-tout : Hum... D'accord. Bonne chance avec celle-là...

Debbie-la-commère – déconnexion à 17 h 08

Les résolutions du Nouvel An

Tout le monde en fait. Et vous ? Vos bonnes résolutions, c'est quoi ? Pour ma part, je m'étais promis de moins jouer les commères. Mais comme je viens aussi de renoncer à celle-là, en voici une nouvelle : trêve d'idioties !

En ce moment-même, ça signifie par exemple : trouver le moyen d'assurer les heures de service supplémentaires qui nous ont une fois de plus échu, à nous autres, les infirmiers... Honnêtement... Pourquoi diable les internes auraient-ils le temps de rentrer chez eux faire leur lessive et autre, alors que nous avons à peine une minute à nous ? Notre chef tient à ce que nous fassions nos 80 heures par semaine, et franchement, il finira par avoir ma peau.

Car vous savez qui reprend le boulot lorsque les internes terminent leurs tours de garde ? Mon équipe ! Mais le chef se soucie-t-il que nous ayons trop d'activités et de responsabilités ? *Quelqu'un* le remarque-t-il quand *nous* faisons plus de 80 heures par semaine ?

Je l'ai dit, je le redis : ça ne pourra plus continuer longtemps comme ça...

Par ailleurs... J'ai d'autres nouvelles croustillantes à propos de l'ascenseur... D'après des sources très sûres (difficile de garder le secret dans cet hôpital, comme vous l'aurez remarqué), le docteur Shepherd aurait refait les yeux doux au docteur Grey ! Il n'a donc aucune pudeur ! Quoi qu'il en soit, quand Addison Shepherd est ressortie de l'ascenseur, *elle* avait un regard furibond !

En outre, Tyler aurait entendu le chef et Mamour parler d'un tout nouveau traitement contre la maladie d'Alzheimer... y aurait-il un lointain rapport avec la maladie de la mère de Grey? Addison Shepherd ne serait-elle pas ravie de l'apprendre?

Sur d'autres sujets : j'ai remarqué qu'Izzie Stevens était devenue très aimable avec Karev (Olivia aussi, à propos – et elle était aussi surprise que moi). J'ignore ce que ça cache, mais il faut croire que Stevens est beaucoup plus encline au pardon que je ne le serais à sa place...

Toujours pas de nouvelles de la notation de Karev, à son examen... encore qu'aujourd'hui, il a accaparé mon ordinateur pour aller à la pêche d'un truc très délicat. Et le diagnostic : l'autre fou (qui a *mangé* son propre bouquin!) souffre d'un empoisonnement au mercure. Étonnantes, les misères que les gens vont s'infliger à eux-mêmes...

O'Malley était super en rogne – on lui a retiré un de ses patients, paraît-il. J'ai d'abord cru qu'Addison avait eu une réaction disproportionnée, étant de sale humeur après l'incident de l'ascenseur ce matin mais... on dirait qu'O'Malley a vraiment dépassé les bornes avec la famille du malade. Mince... S'il n'y prend garde, c'est exactement le genre d'attitude qui pourrait lui valoir de gros ennuis par ici...

Oh, et Denny Duquette devait de nouveau recevoir un cœur. Quel chic type! Ça fait déjà un bout de temps qu'on le voit aller et venir dans nos locaux. Tout le monde l'aime bien.

Quelle poisse que son opération n'ait pas pu se faire... Le docteur Burke fera tout son possible, je sais, mais... Je connais le dossier de Dennis. C'est la pensée positive faite homme! Hélas... le malheureux n'en a plus pour longtemps.

C'est une plaisanterie? Les Urgences viennent encore d'appeler : il n'y a plus personne de garde (en réserve) parce que le chef vient de renvoyer tous les internes dans leurs pénates! Non mais... il rigole? Il croit peut-être qu'on peut faire fonctionner l'hôpital *à nous tout seuls*?

Les histoires de Joe

Je ne sais pas bien pourquoi, mais on dirait que tout le monde, au Seattle Grace, a son mot à dire sur Joe ! Peut-être parce qu'il sait écouter. Ou encore parce que son bar est le seul endroit où boire un verre aux abords de l'hôpital… Bref, tout le monde a son grain de sel à ajouter sur la question !

Et moi… je dois bien avoir une cinquantaine d'anecdotes sur notre ami !

J'ai décidé d'ouvrir une « collection », histoire de vous éclairer sur un de mes meilleurs potes. Après tout, j'en parle tellement, autant que je vous en dise un peu plus sur lui, pas vrai ? Et puisque Joe influe sur la vie de tellement de gens par ici, leur donner la parole ne serait que justice, finalement. À eux l'honneur !

MON HISTOIRE SUR JOE – PAR MEREDITH GREY

Eh bien… Ce qui m'a le plus frappé à propos de Joe, c'est le soir où je l'ai vu s'écrouler dans son bar – j'ai flippé ! Pas seulement parce qu'il a tourné de l'œil (à propos, il pourrait le nettoyer un peu, son sol ! Tout craspec et jonché de coques de cacahuètes…) ou parce qu'il pleuvait des cordes (une horreur !)… mais cette même nuit, j'étais censée sortir dîner avec mon amoureux du moment… avant de découvrir qu'il avait une femme.

Une nuit atroce.

Mais là n'est pas la question. Car depuis, Joe est devenu un ami proche, toujours là pour moi. Et on peut dire que j'y suis souvent fourrée dans son bar, maintenant.

Donc, chaque fois que je n'ai pas envie de rentrer à la maison, je retourne chez Joe, et c'est sympa de revoir un visage familier comme le sien. Il est toujours là, avec le sourire. Il ne me juge pas. Il garde juste un œil sur moi. Et j'apprécie.

En fait, Joe et moi avons même mis au point une sorte de

code… concernant les types solitaires auxquels je ne tiens pas à adresser la parole (ou au contraire, parfois…)

Par exemple : si je suis assise là avec un verre bien rempli en main, et qu'un raseur s'assied non loin en disant à Joe ce qu'il veut m'offrir, eh bien, Joe sera ma meilleure ligne de défense. Il commencera par demander au mec si c'est un docteur – et dans ce cas, hors de question ! Que je sorte encore avec un toubib est exclu ! Que je m'enivre de nouveau avec l'un d'eux… Terminé. Plus de médecins ! Donc, Joe refusera.

En cas de réponse négative du mec, il lui demandera alors s'il est marié, fiancé, en procédure de divorce… À la plus petite hésitation de l'inconnu (et s'il touche inconsciemment son annulaire – un geste qui vous trahit à tous les coups !), là aussi, il est hors jeu. Pas de verre. Pas de bol…

Dans le cas contraire – ce n'est ni un toubib ni un homme marié – eh bien… Joe acceptera de m'offrir une boisson en son nom en me glissant avec un petit signe de tête :

— Prête à aller plus loin ?

Si le type m'intéresse (ce qui arrive), je hausserai les épaules. Et accepterai le verre. Sinon, je le refuserai, voilà tout.

Ça marche comme sur des roulettes.

Mon histoire sur Joe… Celui qui m'aide à faire le tri dans les clients du bar. À juger ceux qui vaudront au moins une rasade de tequila de plus…

MON HISTOIRE SUR JOE – PAR CRISTINA YANG

Une histoire sur Joe? Je n'en ai aucune! À part qu'il doit couper d'eau toutes mes consommations – ça, j'en suis sûre.

Une minute… J'ai trouvé !

Grâce à lui, j'ai pu participer à ma première (et peut-être unique) opération en hypothermie provoquée… La chance de toute une vie, et j'étais là pour la saisir ! Au bloc, Burke et

Shepherd ont littéralement arrêté le cœur de Joe, l'ont opéré puis ramené à la vie.

Inimaginable !

Eh, oui... Joe sait des trucs sur moi – que je garde en général secrets. Mais que voulez-vous, il écoute aux portes ! Il a toujours une oreille qui traîne quand il ne faut pas... Et le bougre est dangereusement intuitif en plus ! J'aimerais bien qu'il se mêle de ses affaires, pour changer.

Mais revenons à notre opération. Saviez-vous que nous ne disposions que de 45 minutes pour tout boucler avant que le cerveau du patient ne soit irrémédiablement endommagé ? C'est fou, non ? Une opération de ce type-là est une rareté – et seule une poignée de chirurgiens dans tout le pays est qualifiée pour la tenter...

Dire que j'y étais ! *À me geler les miches* comme c'est pas permis !

Il faisait glacial au bloc parce qu'il faut suffisamment abaisser la température corporelle pour ralentir la circulation sanguine. Une hypothermie provoquée, comme on l'appelle... *À se cailler les sangs*, je vous dis !

Atroce !

Oui, oui, je sais... Vous voulez savoir ce que Joe sait et que je ne voudrais surtout pas que le monde entier apprenne, c'est ça ? Inutile de rêver. Oh, je te connais, Debbie. À la seconde où je lâcherai le morceau, tu le répéteras à...

OK ! Cesse de me traiter de poule mouillée ! Je suis tout le contraire d'une poule mouillée, figure-toi ! Il n'y a *jamais* eu d'interne *moins* « poule mouillée » que moi, compris ?

Bon. Tu sais quoi ? Quand j'ai chapardé le patient « enceint », je l'ai délibérément laissé dans une salle où j'étais sûre que tu tomberais sur lui la première. Oui, *toi, Debbie* !

Pourquoi ? Parce que je voulais te casser les pieds. Toi et ta paperasserie impeccablement remplie, ton attitude condescendante, comme si toi seule avais la science infuse et que nous n'étions qu'un misérable tas d'internes ignares… *J'essayais* de te pourrir la vie ! Eh oui, j'ai osé !

Alors ? Tu me prends toujours pour une poule mouillée ? Tu vas tout faire pour me rendre l'existence infernale maintenant ? Tu as encore quelques corvées à m'attribuer ? D'autres cas de débâcle diarrhéique ? Pas de problème !

Allez, Debbie… *je t'attends au tournant !*

MON HISTOIRE SUR JOE – PAR GEORGE O'MALLEY

Oh, Dieu… Joe est un chic type ! Combien de fois ai-je dû le bassiner avec mes états d'âme, histoire qu'il me conseille, vous savez… Il se soucie vraiment des gens. Après tout, vous me direz, quand on est barman, ça fait un peu partie du métier. Prêter l'oreille aux problèmes des autres…

Je sais, mais avec Joe… C'est différent. On parle de *Joe*, là !

Un soir, je m'étais accidentellement enfermé dans les toilettes du bar – ça a duré une petite éternité. Impossible de soulever le loquet… Avoir un bras en écharpe n'arrangeait rien, bien sûr : la veille, je m'étais démis l'épaule en faisant un vol plané dans l'escalier de l'hôpital. Mais ça, c'est une autre paire de manches – et ça ne présente aucun intérêt.

Bref. Joe ? Il a dû se douter de mes difficultés au bout d'un moment, et il m'a sauvé. Il a forcé la porte, m'a fait sortir et… ce qu'il y a d'extra dans tout ça ? Il n'en a pas soufflé mot à qui que ce soit ! À personne ! Alors que j'étais si embarrassé… Ce soir-là, Alex Karev et Izzie étaient aussi au bar. Disons qu'ils restaient dans leur coin, sans s'occuper de moi. Si Joe l'avait voulu, il lui aurait suffi d'en glisser un mot à Alex – et j'en aurais entendu parler jusqu'à la fin des temps !

Il se moquait déjà de mon épaule démise – ou plus précisément de la cause de ma chute… Bon ! En deux mots, disons que j'ai couché avec la nana de mes rêves, sauf que ça ne s'est pas très bien passé. J'ai cru qu'elle s'était plainte à toutes nos connaissances, alors j'ai fait pareil – avant de m'apercevoir trop tard qu'en réalité personne n'était au courant et j'ai fini par tomber dans l'escalier…

Peu importe. Ces jours-ci, Alex n'arrête plus de me chambrer. Une chance qu'il n'ait rien su de l'incident des toilettes, ça n'aurait fait qu'ajouter de l'huile sur le feu.

Joe est un chic type. Il a gardé ça pour lui. Il m'a offert un verre, puis a continué le service.

Naturellement, j'ai voulu lever mon verre avec mon bras blessé, et je me suis taché… Il a fallu que je retourne aux toilettes me nettoyer.

Sans fermer à clé derrière moi cette fois.

MON HISTOIRE SUR JOE – PAR IZZIE STEVENS

OK, Joe est génial et tout et tout… Au moins, il est arrivé à temps pour Thanksgiving *et* il apporté de la tourte – un gros atout ! Mais parfois, il me rend vraiment dingue ! *Vraiment !*

En fait, il adore me taquiner. D'après lui, on ne charrie que ceux qu'on aime. Bon. Mais *par tous les saints* ! Pourrait-il s'arrêter un jour de revenir sur le fougueux baiser qu'Alex m'a plaqué sur les lèvres ? Allons, c'est du réchauffé ! Qu'y puis-je si j'en rougis à chaque fois qu'il y refait allusion ? (Encore maintenant, alors que bon sang, de l'eau a coulé sous les ponts !) J'ai une peau laiteuse de blonde, OK ? Je m'empourpre facilement. Ça n'a rien à voir avec le fait qu'Alex m'ait renversée sur mon tabouret de bar et m'ait donné cet incroyable baiser à en perdre le souffle et…

Peu importe !

Je m'en fiche maintenant ! Je n'y pense même plus. Terminé, fini ! Lui et moi, c'est de l'histoire ancienne. Alex et son attitude calamiteuse… C'était trop-peu-trop-tard… Ça n'en est même pas drôle.

Et, *non*, Joe, tu ne m'as *pas* entendue dire à Meredith que le simple souvenir de ce baiser me faisait encore chavirer ! Je parlais de mon *vibromasseur*, d'accord ? Pigé ? Pigé ? Ça suffit ! Oublie-moi un peu, choisis une autre tête de Turc…

Ou je dirais à Walter que si je ne te l'avais pas rappelé à temps, tu aurais oublié son anniversaire… Ça te plairait, *ça* ?

Bise
Izzie

MON HISTOIRE SUR JOE – PAR MIRANDA BAILEY

Cette année-là, j'étais la seule interne du groupe.

Je n'avais guère d'amis. J'étais plutôt taciturne – en tout cas, pour tout ce qui ne touchait pas au travail. Nous ne nous regroupions pas comme le font les internes de nos jours… Du moins, je ne m'intégrais pas. Il s'agissait d'un club de garçons style très macho, très exclusif, très compétitif.

Non seulement il fallait que je sois à la hauteur, mais qu'en plus j'éclipse ces beaux messieurs-je-sais-tout bourrés à la testostérone… Alors, j'ai fait mes preuves. Jour après jour, garde après garde…

Tu te rappelles, Debbie. Toi qui m'en as aussi fait voir de toutes les couleurs – au moins autant que les garçons. Même si je le prenais mieux venant de toi… Bref.

Après mes journées de boulot, le soir, j'avais pris l'habitude de faire un saut chez Joe. Trop éreintée pour pousser un pas plus loin, trop tendue pour rentrer tout de suite à la maison… À l'époque, mon mari bossait presque autant que moi – en tentant de se faire un nom, lui, le petit nouveau de la firme… Croyez-moi, il n'y a rien de plus affreux que de se taper des gardes de 20 heures et de rentrer chez soi retrouver son mari… pour s'apercevoir qu'il n'est toujours pas là… C'est atroce.

Alors, je m'arrêtais d'abord chez Joe, histoire de décompresser. Seule. Toute seule dans mon coin… avec mon bourbon, les jambes hissées sur le siège d'en face tellement le retour veineux me faisait mal (à force de rester debout toute la journée, vous savez ce que ça fait...) Après quelques semaines de ce régime, Joe a dû le remarquer, et s'assurer que j'allais bien. Sans m'importuner, chercher à me tirer les vers du nez ou m'amener à m'épancher...

Il a simplement pris le pli de me préparer mon bourbon préféré avec de la glace dès que l'heure de ma sortie approchait. Et une fois que je m'étais installée dans mon coin habituel, il arrivait, posait le verre devant moi et me disait : « Ravi de vous revoir, Miranda. S'il vous faut autre chose, faites-moi signe, OK? »

Sympa. Tout juste ce qu'il me fallait. Qu'il m'appelle par mon prénom ne me dérangeait même pas. Et pendant longtemps – jusqu'à ce que je perde mon premier patient – il ne m'a effectivement rien fallu d'autre.

Ce soir-là, je suis arrivée comme d'habitude. Sauf que j'étais bouleversée. Je gardais tout à l'intérieur alors que je... souffrais. Je me suis assise, Joe s'est approché et cette fois... il ne m'a pas redemandé s'il me fallait autre chose. Rien qu'en me voyant, il a su. Alors... il s'est installé à mes côtés. Et a bu avec moi. En silence.

Après je ne sais combien de minutes, il m'a serré la main, s'est relevé en faisant mine de retourner au bar... Puis il a jeté un coup d'œil à sa montre en lâchant : « Nous sommes mercredi. Votre mari rentre plus tôt le mercredi, non ? » J'ai hoché la tête. Sans souffler mot. Il a simplement ajouté : « Je parie qu'il serait vraiment ravi de vous voir ce soir. »

Quand j'y repense, ça me fait encore sourire. Joe a su trouver les mots, me dire ce que je voulais entendre. J'ai foncé à la maison rejoindre mon époux, je me suis blottie contre lui et... je lui ai raconté ma journée. En détail, sans rien cacher du drame. C'était la toute première fois que je perdais un patient. Un drame affreux... Du genre qu'un chirurgien n'oubliera jamais. Je me rappelle encore le nom du patient et le diagnostic, son timbre de voix, la couleur de ses yeux...

Mais… que puis-je dire ? Joe me connaissait bien. Il me *connaît* bien. Depuis un sacré bout de temps maintenant. Et, en vérité ? Ça me rend meilleure.

MON HISTOIRE SUR JOE – PAR PRESTON BURKE

Longtemps, je n'ai rien eu de particulier à dire sur Joe. Non que je n'apprécie pas le bonhomme, qui paraît assez sympa, mais…

Je ne passais pas tellement de temps dans son bar, voilà tout. Le soir, j'aime rentrer chez moi, dans mon appartement. Jouer de la trompette, me relaxer confortablement pour mieux aborder la journée suivante, toujours chargée en interventions… Voilà comment je recharge mes batteries.

Mais ça a commencé à changer. À cause de ma petite amie.

Elle aime Joe. *Elle* aime retrouver ses amis au bar après une longue garde. C'est là qu'elle se détend. Elle joue aux fléchettes, boit quelques bières, se délasse…

En règle générale, elle ne m'encourage pas à l'accompagner. C'est une partie de sa vie qu'elle préfère garder privée. Alors… je continue de rentrer chez moi, dans mon appartement où j'aime à reconstituer mes forces. Seulement… je m'y sens un peu seul maintenant. Parce que… elle me manque, j'imagine. Elle n'est pas là. Elle reste chez Joe. Sans moi.

Ça m'a dérangé. Probablement plus que je n'étais prêt à l'admettre, mais… Un jour, j'ai eu l'occasion de parler à Joe, à Thanksgiving, en fait… J'aidais le docteur Stevens à rôtir sa dinde pendant que mon amie était partie chercher du vin…

Joe était là. En qualité d'invité, non de barman. Et… je lui ai posé des questions. Sur son travail, ses clients… Il a fait remarquer qu'il ne me voyait plus beaucoup au bar, ce genre de chose… Et soudain, il m'a lancé : « Au fait, vous jouez toujours de la trompette ? À ce qu'on m'a dit, vous êtes fortiche ! »

J'en suis resté baba. Pour l'avoir eu comme patient, et avoir assuré son suivi avec de nombreuses visites post-op à la clé, je savais pertinemment que je ne lui avais jamais soufflé mot de ma marotte ! Pas une fois…

Qui était au courant à part… ma petite amie ?

En fait, même si elle ne tient pas à ce que je l'accompagne systématiquement chez Joe, elle ne me raye pas entièrement de sa vie pour autant. Elle parle toujours de moi – et en tire fierté, d'ailleurs. Donc, elle pense à moi. Et se réjouit de me retrouver lorsqu'elle rentre.

Au moins autant qu'il me tarde de la revoir.

Voilà mon histoire sur Joe… Il m'a aidé à comprendre une facette de ma petite amie que… sans lui, je n'aurais peut-être jamais décelée.

Et pour cela, il a toute ma reconnaissance.

MON HISTOIRE SUR JOE – PAR DEREK SHEPHERD

OK, vous allez avoir droit à l'anecdote que j'ai racontée au docteur Burke lorsqu'il m'en a demandé une (alors que j'étais en train d'opérer le cerveau de Joe, figurez-vous !) Et je ne donnerai pas de noms. Je suis un gentleman.

La veille au soir de mon premier jour au Seattle Grace, je me suis rendu au bar de Joe. Je traversais… une période difficile. Je venais d'arriver en ville – une ville encore inconnue pour moi et… j'avais laissé bien des choses en plan à New York.

En fait, j'essayais d'écrire un nouveau chapitre de ma vie. Franchement, ça me rendait nerveux. Je m'efforçais d'anticiper mes propres actes… Tout ce que je voulais – l'espace d'une nuit – c'était d'oublier mes soucis et… pour la première fois depuis longtemps… m'offrir une belle soirée. Ce que j'ai fait.

J'ai rencontré quelqu'un – une femme. Belle, désarmante, remarquable… Le courant est tout de suite passé entre nous. Nous avons bu quelques verres, plaisanté – Dieu, ce que j'aimais l'entendre rire ! Et…

Elle a profité de la situation. De moi. À moins que ce ne soit moi qui ai profité d'elle? Non, c'est elle! Enfin... *quelqu'un* a définitivement profité de la situation! Et... Bref.

J'aime à y penser comme à une sorte de « soirée découverte » de Seattle. Une soirée que je n'oublierai jamais quoi qu'il en soit – tant que je vivrai. Et ainsi que Joe aime à le rappeler régulièrement... ç'aura été grâce à lui.

MON HISTOIRE SUR JOE – PAR RICHARD WEBBER

Je vais vous raconter une histoire sur Joe. C'est arrivé juste l'autre nuit.

J'avais eu une journée très dure. Une de mes vieilles amies – Ollie... Je la considère comme un mentor. Elle m'a aidé à braver quelques-unes des tempêtes de ma vie. Il n'y avait rien de romantique là-dessous, attention. Disons qu'elle a été mon roc pendant des années.

Et elle est arrivée aux Urgences – dans mon hôpital – alors qu'elle se trouvait aux portes de la mort... C'est à peine s'il lui restait un souffle de vie. J'ai dû l'opérer pratiquement dans la foulée, pour tenter de la ramener à la vie. Après toutes les fois où elle m'avait sauvé la mienne...

Ça m'a rappelé *tant* de choses... auxquelles je n'avais plus pensé depuis longtemps... Avant de rentrer, il m'a fallu un moment pour me retrouver. Avant de revoir ma femme et de...

J'ai traversé la rue et je suis entré chez Joe. Assis au bar, j'ai commandé une... vodka tonic. Le poison favori d'Ollie.

Alors que je ne bois pas... que je ne bois plus depuis des lustres. C'est juste que... je voulais un verre. Là, chez Joe. Voir une consommation posée devant moi, sur le comptoir... J'ignore pourquoi. Je ne comptais pas la boire, en réalité. Il fallait juste que je l'aie sous mes yeux.

Je suis resté assis un bon moment. À regarder mon verre. Puis j'ai jeté l'argent sur le comptoir et j'ai repris mon manteau. Joe m'a vu en train de partir, a remarqué que je n'avais pas touché à ma commande et… l'a mentionné.

— Je sais, ai-je répondu. Ça ne me dit rien, tout compte fait.

Joe a eu l'air bizarre. Et m'a rendu l'argent.

— C'est aussi bien… Je crois que j'avais oublié la vodka, de toute façon. (Il a goûté). Eh oui… Désolé, vieux. Un autre ?

Il a fait comme si ça venait de lui, mais… je ne sais pas. Quelque chose dans son regard m'a soufflé qu'il avait sciemment oublié la dose d'alcool. Probablement.

Voilà quel type de mec c'est : il se soucie des autres. À sa façon discrète. Mais tout de même.

MON HISTOIRE SUR JOE – PAR ADDISON SHEPHERD

Je ne le connais pas tant que ça, Joe. Après tout, je viens d'arriver à Seattle…

J'avais aussi un « Joe » à New York. Même s'il s'appelait Greg, en fait. Le barman de l'antre que Derek – mon mari – et moi avions l'habitude de fréquenter. C'était marrant – assez différent de l'établissement de Joe, en réalité… Beaucoup plus snob. Avec une armada de coussins moelleux et des lumières géniales, très mode. Mais nous nous y sentions bien. Comme chez nous. Et il y avait du rouge partout…

J'adorais cet endroit. Et j'aimais beaucoup Greg. Sans même que je le lui demande, il rajoutait immanquablement une olive dans mon Martini.

Bref… pour en revenir à Joe… Il semble sympa. Très courtois, amical et drôle… Quant à son lait de poule, il est à tomber raide !

C'est bizarre pourtant… J'ai toujours le sentiment que Joe en connaît plus sur moi que moi sur lui. C'est presque… comme s'il savait avant moi ce que je vais dire alors que je n'ai pas encore ouvert la bouche ! Si j'essaye de lui raconter ma journée, j'ai l'impression qu'il est déjà au courant de tout – mais comment ? Ça m'échappe...

Et quand on en revient à Derek... Je ne sais pas. Mon imagination me joue sûrement des tours. J'ai aussi la sensation que Joe entend énormément parler de nous, au Seattle Grace... Comme s'il savait déjà qui nous sommes et ce que nous avons fait avant même que je remette les pieds dans son bar...

Ridicule, hein ? Après tout, c'est un barman, pas un médium. Je suis trop parano vis-à-vis de ce qui échappe à mon contrôle...

Quant au fait que le bar de Joe est le *seul* endroit où Derek veuille aller... ce ne sont pourtant pas les troquets qui manquent à Seattle ! Dire qu'on se retrouve toujours chez Joe... C'est à croire que cet établissement lui est particulièrement cher pour une raison quelconque – alors qu'il ne représente rien pour moi. Et ça l'attire presque d'autant plus.

Et revoilà ma parano galopante qui parle ! Apparemment, je ne suis plus bonne qu'à délirer, ces derniers temps. Mais qu'importe. Je suis déjà en retard pour une consultation.

MON HISTOIRE SUR JOE – PAR ALEX KAREV

Eh, Debbie, pas question que je participe à ta stupide enquête ! Joe est un mec cool. Il laisse mon ardoise s'allonger comme pas permis, et ne dit rien. Quand j'ai commencé à bosser à Seattle, il a été un peu mon premier (et mon seul) pote. Principalement pour cette raison. Il me fournissait la bibine que je n'avais pas à payer. Cool, hein ? Surtout que je suis pour ainsi dire toujours fauché. Alors, bref... Je ne dirai rien ! Joe est presque mort, puis il m'a vu serrer George O'Malley dans mes bras... Un truc que je préférerais oublier, d'ailleurs ! Donc...

Lâche-moi !

Vous ne savez jamais quand sonne la dernière heure...

Personne ne sait qu'il vit peut-être ses derniers instants... Sa dernière cigarette, son dernier souffle, son dernier jour de travail avant de tomber sur le chef en personne au bloc...

Touche « Rembobinage ».

Commençons par mon retour en voiture un soir, il y a peu... Une journée typique de travail... J'avais passé le plus clair de mon temps à traîner une de nos patientes en res-perma (comme dans « résidence permanente »... pour ceux qui refusent de partir alors qu'ils devraient quitter l'hôpital.)

Mais j'ai un faible pour celle-là : jadis, c'était une danseuse professionnelle de Broadway resplendissante en lamé... Encore maintenant, elle chante les vieux classiques...

Mais revenons à nos moutons.

Je rentrais chez moi lorsque, sans crier gare, j'ai quitté la route et fini dans le fossé ! Par bonheur, il était si tard que personne n'arrivait en face, mais... Dieu, ce que j'ai flippé !

Alors, j'ai réalisé... je venais de m'assoupir au volant. J'étais épuisée *à ce point*. Vous imaginez ? Tandis que j'attendais la dépanneuse, j'ai compris... Je devais réagir. Je n'avais plus le choix.

Mon équipe et moi étions surchargées de travail. Épuisées. Il fallait que ça s'arrête.

Les infirmiers du Seattle Grace ont donc dûment notifié au chef de service par les voies officielles que, à moins d'embaucher suffisamment de personnel et de réduire nos heures supplémentaires obligatoires de façon conséquente, ils feraient grève.

Croyez-le ou pas, il nous a pris au mot.

Alors... à 17 h 59 – la dernière minute de ma dernière garde avant la grève – vint l'instant de vérité. J'ai commencé par m'enfermer dans ma cabine de douche, me suis permise soixante secondes d'hyperventilation puis... Calot de chirurgie noué sur les cheveux, je suis allée au bloc n° 2 et j'ai interrompu l'intervention que pratiquait le chef pour lui signifier une dernière fois que, ça y est, nous étions en grève.

Mon cœur n'avait jamais battu aussi vite. Harceler les internes est une chose. Sourciller devant les titulaires en est une autre. Mais…

… Interrompre le docteur Webber en pleine opération ? Une première, même pour moi !

Et espérons aussi que ce sera la dernière fois.

La grève 2006 des infirmiers – des heures supplémentaires payées, un salaire décent !

Premier jour

4 h 30 du matin

Ici, Debbie… En direct du parvis de l'hôpital Grace, où la grève 2006 des infirmiers bat son plein ! Nous sommes armés de café chaud, de beignets dorés et de plus de piquets de grève que vous ne sauriez l'imaginer.

J'ai passé pratiquement toute la nuit à les fabriquer – j'aime particulièrement ceux qui proclament : « FIER D'ÊTRE INFIRMIER/FIÈRE D'ÊTRE INFIRMIÈRE ». Audacieux. Succincts. Je crois qu'avec cette profession de foi, nous sommes sur la bonne voie.

5 h 20 du matin

Les internes commencent à arriver. Yang a été la première à braver la ligne des piquets. Et elle a réussi à passer, au prix de quelques miettes de beignets dans les cheveux.

Oh ! Voilà Stevens… J'ai réussi à lui en fiche une avec mon bagel ! Elle a lancé à Olivia de « bien s'amuser avec sa syphilis ! » Quelle classe…

Dommage que mon bagel n'ait pas été fourré à la crème de fromage.

6 h 15 du matin

O'Malley n'a toujours pas franchi notre ligne. Je commence à me sentir en tort vis-à-vis de lui. Je pense que j'enverrai Olivia lui parler…

7 heures

Je l'admets… Le docteur O'Malley m'inspire un respect nouveau. Étant syndiqué, il a décidé de soutenir notre lutte. Le voilà à faire grève avec nous, devant l'hôpital ! Chouette de sa part !

10 h 35

À l'intérieur, certains de mes patients m'inquiètent… Je viens de voir passer dans le hall d'entrée M. Miller de la chambre 3716, avec son système roulant de perfusion (et son peignoir grand ouvert) alors qu'il devrait déjà être en radiologie pour son scanner du matin – je le *sais*. Hum…

11 h 05

Nous venons d'échafauder un plan pour vérifier l'état de nos patients sans briser nos piquets de grève… Nous envoyons George aux renseignements.

12 h 30

OK. À l'heure de sa pause déjeuner, Cristina Yang vient de sortir nous bombarder à coups de sandwiches au thon…

La bataille fait rage !

17 h 45

Et nous ne faiblissons pas… Même si mes pieds me font un mal fou, et que je regrette d'avoir passé mes mitaines à Tyler. Il nous tarde d'aller nous réchauffer chez Joe et de boire un verre pour clôturer la journée.

En ligne avec Debbie – transcription d'une conversation par texto :

Debbie-la-commère :	Tu es là ?
Joe-je-sais-tout :	Où en est votre grève ?
Debbie-la-commère :	Ça marche fort ! À grands renforts de caféine par un temps pareil…
Joe-je-sais-tout :	Les gens franchissent vos piquets ?
Debbie-la-commère :	Certains, oui, d'autres pas.
Joe-je-sais-tout :	Je regarde les infos.
Debbie-la-commère :	J'agite mon panneau en direction de la caméra !
Joe-je-sais-tout :	Ah, bon ? Attends… Mais oui, je te vois à l'écran ! Jolie revendication.
Debbie-la-commère :	Merci.
Joe-je-sais-tout :	Et là… C'est O'Malley ?
Debbie-la-commère :	Oui ! Il est syndiqué !
Joe-je-sais-tout :	Vraiment ?
Debbie-la-commère :	Fière d'être infirmière !
Joe-je-sais-tout :	Je vois ça.
Debbie-la-commère :	Tu arrives bientôt pour nous ravitailler en café ?

Joe-je-sais-tout :	Tu viens tout à l'heure avec tout le monde m'acheter des bières ?
Debbie-la-commère :	Tu le sais bien...
Joe-je-sais-tout :	Alors à tout' !

Fin des textos retranscrits.

Deuxième jour

1 h 20 du matin

Et zut ! Vous avez raté l'affrontement génial chez Joe cette nuit ! Enfin... *lui* n'a peut-être pas trouvé ça si fantastique mais... moi si !

Auparavant, j'ai eu vent de savoureux ragots que vous adoreriez entendre à votre tour, je le sais...

D'abord, le docteur Grey aurait intubé hier une patiente âgée refusant l'acharnement thérapeutique – pas bon. On verra comment Meredith gèrera le stress lorsqu'elle devra tout défaire. Surtout après ce qu'elle vient juste de découvrir... En fait, le chef rend visite en secret à Ellis Grey dans sa maison de repos – et Grey Junior n'en est décidément pas ravie !

Je ne l'en blâme pas. Mais je me demande ce que sait exactement Meredith à propos des relations passées entre Ellis et Webber ? Et si ça la bouleverserait d'autant plus qu'il lui rende visite maintenant ?

D'après la rumeur, les internes regrettent déjà leur cher Tyran ! Surtout Yang qui, chez Joe, n'arrêtait plus de marmonner des trucs du genre : « Guérir par l'amour, mon *cul* ! »... Karev semblait boire du petit-lait...

Mais attendez, le meilleur reste à venir ! En représailles du combat de Cristina à coups de miettes de thon, nous (l'équipe infirmière) avons décidé de réagir… en lui renversant « accidentellement » de la vodka sur les cuisses.

Ça, pour mal le prendre, elle l'a mal pris ! À tel point qu'elle s'est ruée sur le punch pour nous en jeter au visage ! Mec, faire grimper la môme Yang au cocotier fut un réel plaisir ! Dommage que Grey ait calmé le jeu en l'entraînant dehors (et O'Malley aussi, qui les a raccompagnées en voiture). Et juste au moment où lui et moi étions d'ailleurs passés aux choses sérieuses : les fléchettes…

6 heures du matin

O'Malley remonte le moral des troupes : il est arrivé avec des pains chauds au chocolat ! Ne t'emballe pas, mon cœur – je pourrais l'embrasser ! N'est-ce pas ce que je préfère ?

13 heures

Les négociations sont en cours. D'après Patricia (le bras droit du chef), il y a de l'espoir… ça risque de bouger sous peu. Des heures supplémentaires payées ! Un salaire décent !

19 h 45

Bon Dieu… Je viens de faire une pause café avec une infirmière intérimaire – une de mes vieilles amies, en fait – qui travaille habituellement dans une mini-clinique du centre-ville. Coïncidence : c'est aussi une fidèle lectrice de ce blog, elle adore !

À *l'en croire*, Mamour vient tout juste de s'enfermer avec Meredith Grey dans la réserve ! Mon amie allait mener sa petite enquête – me glaner plus de détails croustillants en tombant « accidentellement » sur eux lorsqu'elle s'est approchée de la porte et a entendu… Meredith pleurer.

Alors, elle les a laissés tranquilles, préférant sortir boire un café avec moi… Je me demande ce qui a bouleversé la petite à ce point ?

20 h 47

Devinez quoi ? Le chef a accédé à nos revendications ! Vous pouvez le croire ? Autrement dit, je reprends le travail dès demain matin.

En direct du parvis du Seattle Grace, c'était l'infirmière Debbie… Terminé !

Code Noir

Deux mots que vous ne voudriez *jamais* entendre dans un hôpital : « Code Noir ».

Salut, fidèles lecteurs. C'est bon d'être de retour après un… Code Noir. Croyez-moi, nous avons eu très chaud !

Tout d'abord, pour ceux qui l'ignoreraient, un Code Noir signale la présence d'une bombe ou de tout type d'explosifs à l'hôpital. C'est un peu comme d'appeler les pompiers au secours… sauf que c'est *cent fois* plus terrifiant encore ! Parce que nous sommes des guérisseurs… Nous nous efforçons de sauver des vies. Notre quotidien ne consiste pas à nous demander si nous allons exploser avec nos patients et finir déchiquetés, carbonisés…

Alors, en un mot comme en cent : nous avions un Code Noir.

Dans un des blocs, le projectile d'un bazooka qui n'avait pas encore explosé était logé dans le corps du patient… Et l'époux de Bailey subissait une opération du cerveau dans le bloc numéro deux voisin… pendant que sa femme accouchait à l'étage supérieur. Des internes s'envoyaient en l'air dans les réserves (qu'ont-ils contre les salles de garde… ? Ça me dépasse) et moi, j'étais coincée tout près de la bombe, en train d'assister le docteur Shepherd dans sa super-opération du cerveau… Nous nous battions pour sauver Tucker Jones alors même que nous risquions d'être réduits en lambeaux d'une seconde à l'autre…

C'était… très intense!

Mais ce n'est pas tout. J'étais aussi présente lorsque Shepherd a appris que celle qui avait (littéralement) la main sur la bombe n'était autre que Meredith Grey… *Sa* Meredith! Celle qu'il s'efforce désespérément d'oublier pour tourner la page et…

Quand le docteur Yang le lui a dit, je sais ce que j'ai lu dans les yeux de Mamour.

La panique!

Tandis qu'il retournait en chirurgie – pour finaliser l'intervention de Tucker – il a à peine pu se contenir. Son changement d'attitude, sa concentration, sa respiration… À ses côtés, nous l'avons remarqué. Il est parvenu à se maîtriser – tandis qu'une partie de lui-même mourait…

Sur la fin, il m'a demandé une faveur: aller aux nouvelles, dans le hall. Voir si la bombe avait été désamorcée, si le docteur Grey allait bien…

Je me suis rendue (sans hâte) à l'entrée des urgences – nous avions pour instruction d'éviter les mouvements intempestifs, la moindre secousse pouvant déclencher l'explosion…

J'ai entrouvert la porte doucement… et vu Grey faire de même quelques mètres plus loin.

Elle est alors sortie dans le couloir, sans doute pour mieux voir le démineur qui s'en allait, le remercier pour son aide et puis…

… Le trou noir. Je ne me souviens pratiquement plus de rien ensuite.

Sinon que la bombe a explosé. L'air a paru crépiter dans une grande onde de chaleur…

Soufflée de ses gonds, la porte m'a heurtée à la tête et… voilà. Quelques heures plus tard, à mon réveil (en qualité de patiente cette fois), j'avais une grosse plaie au bras, des points de suture et un horrible mal de crâne. On m'a dit que je souffrais d'une commotion assez sévère.

Alors, j'essaie de me rétablir. On m'a gardée un ou deux jours en observation – le docteur Shepherd a dû se sentir coupable de me voir dans cet état –, histoire de s'assurer que je n'avais rien d'autre avant que je puisse reprendre le travail.

Joe a été merveilleux. Il est venu me voir tous les jours – la plupart du temps avec Walter – en m'apportant les derniers cancans en date de la presse people.

D'après la rumeur, Grey en était quitte pour quelques coupures. Elle aurait refusé de rester à l'hôpital même pour un bilan complet.

Voilà…

Si vous comptez être admis après l'explosion d'une bombe ? Je dirais que le Seattle Grace est l'endroit rêvé pour une convalescence.

Surtout avec un docteur aussi sexy que Mamour à votre chevet !

Messagerie instantanée

Debbie-la-commère – connexion à 10 h 13 du matin

Joe-je-sais-tout :	Debbie ! Je suis si heureux que tu aies repris le travail ! Nos conversations de la mi-journée me manquaient !
Debbie-la-commère :	Oui, oui… Foin de sentimentalisme !
Joe-je-sais-tout :	Tu es complètement remise ?
Debbie-la-commère :	Pratiquement, oui. Merci pour tes bouquets de fleurs, à propos. Et pour tes visites. Et pour avoir envoyé Walter nourrir le chat en mon absence.
Joe-je-sais-tout :	Pas de problème. Je suis là pour ça. Tu feras un saut ce soir ?

Debbie-la-commère : Peut-être bien. Il faut que je me ménage, on m'enlève les points de suture demain.

Joe-je-sais-tout : Tu auras une chouette cicatrice alors ?

Debbie-la-commère : Ma parole, quels fétichistes des cicatrices vous faites, les mecs ! Karev m'a demandé la même chose ce matin !

Joe-je-sais-tout : Oui, les mecs aiment les cicatrices, que veux-tu…

Debbie-la-commère : Waouh ! En parlant de mecs… un super beau vient d'approcher… !

Joe-je-sais-tout : Ah, oui ?

Debbie-la-commère : Il s'est dirigé droit vers Grey… Pourquoi font-ils tous ça ?

Joe-je-sais-tout : Je l'ignore. Elle n'est pas mon type.

Debbie-la-commère : Oh !

Joe-je-sais-tout : Quoi ?

Debbie-la-commère : Oh !

Joe-je-sais-tout : Deb ? Ça rime à quoi, ces « Oh ! » ?

Debbie-la-commère : Tu ne le croiras jamais… !

Joe-je-sais-tout : Croire quoi ?

Debbie-la-commère : Le mec super sexy qui était en train d'aborder Grey ?

Joe-je-sais-tout : Et alors ?

Debbie-la-commère : Mamour vient de lui balancer un direct !

Debbie-la-commère – déconnexion à 10 h 24

Premier jour de reprise

Vous savez ce que c'est quand vous reprenez le travail après, disons, une grosse crève? Ou des vacances? Ou lorsque vous revenez tout simplement d'un long week-end?

Eh oui... Mais ce n'est rien comparé à ma première journée de reprise après *l'explosion*!

Rapport succinct: je vais bien. Un peu sonnée encore, par moments... Mais le docteur Shepherd m'assure que c'est normal. Alors je prends les choses en douceur, comme elles viennent (en assurant par exemple la moitié des gardes – mesure devenue possible depuis que le chef a embauché de nouvelles infirmières au lendemain de la grève) sans trop exiger de moi-même.

Je ne saurais en dire autant du docteur Grey.

Histoire de vous mettre au parfum: elle aussi était présente lorsque la bombe a explosé. Son patient et elle avaient été transférées dans un autre bloc, un peu plus loin (*pas* directement au-dessus des conduits principaux d'arrivée d'oxygène de l'hôpital) de la salle où j'assistais le docteur Shepherd dans son intervention sur le mari de Bailey...

Les blocs sont regroupés – j'ai remarqué que l'agencement des lieux plongeait certains d'entre vous dans la confusion. Toutes les opérations pratiquées se déroulent au même étage, dans la même aile, les blocs étant voisins les uns des autres...

Si le « patient à la bombe » du docteur Burke ne se trouvait plus près de nous, il n'en restait pas moins dans un bloc assez proche... La distance toute relative permettait d'éviter une catastrophe majeure – mais ça n'a visiblement pas suffi pour m'éviter d'être mise K.O. par une porte arrachée de ses gonds...

Et, croyez-moi, j'avais rarement vu le docteur Shepherd aussi furieux que lorsqu'il a découvert que les colocataires de Grey l'avaient ramenée à la maison au lieu de la garder à l'hôpital pour des examens complémentaires... Certains (au hasard, *sa femme*!)

pourraient dire que sa réaction était quelque peu exagérée... Après tout, Grey *est* médecin. Ses amis aussi. S'ils ont estimé qu'elle n'avait rien de grave, c'est probablement le cas.

Franchement, j'étais aussi prête à rentrer chez moi mais... comme je l'ai dit, Mamour péchait par excès de prudence, voilà tout.

Devant la machine à café aujourd'hui, j'ai entendu Stevens dire à O'Malley que Shepherd était venu le soir même voir Meredith ! Il faut croire qu'il n'était pas contre les visites à domicile, histoire de s'assurer qu'elle allait vraiment bien...

En attendant, me revoilà à mon poste. Les affaires reprennent. Même si tout le monde est encore un peu secoué... Bizarre de voir l'équipe de nettoyage à l'œuvre dans le couloir en sachant qu'il y a quelques jours à peine...

Qu'importe. Je ne veux plus en parler.

Autres nouvelles : Grey semble bien remise du choc. Après avoir frôlé la mort... une énergie nouvelle doit vous habiter, non ?

Tout ce que je sais, c'est que Meredith était toute pimpante aujourd'hui, lorsque le sémillant docteur Sloan a fait une visite surprise au Grace.

Le docteur Mark Sloan... Une vedette de la chirurgie plastique, de passage à Seattle. Il vient de New York. Et quelle entrée en scène... !

Je m'étais installée à l'ordinateur, très occupée à paraître affairée (alors que j'étais en fait en ligne avec Joe) quand ce grand mec aux traits finement ciselés – et au T-shirt *super* moulant – est venu aborder Grey... C'était le docteur Sloan – chose que Meredith n'a pas dû réaliser sur le moment.

Quoi qu'il en soit, elle ne l'a décidément *pas* découragé !

Mais le meilleur, c'est lorsque j'ai vu de mes yeux le docteur Shepherd – surgi *de nulle part* – assener un coup de poing au gars, au beau milieu du hall ! Dingue ! Et, comme on l'a découvert par la suite, ce n'était pas sans raison... La rumeur (quoi d'autre ?) m'a appris que Mamour a quitté New York à cause du docteur Sloan à la base.

Ah, quel bonheur d'être de retour à mon poste !

Naturellement, quand j'ai su ça, je me suis empressée de garder à l'œil tout mon petit monde – Sloan, Shepherd *et* Shepherd ! Et voilà la moisson de la journée :

Mark est venu reconquérir Addison. Il l'aime encore. Il la désire toujours. Et ça la déstabilise parce que… soyons justes… aimer quelqu'un qui ne vous aime pas, c'est dur. Tout comme il est doux d'être désiré par quelqu'un qui vous aime. Mais…

Quoi qu'il en soit, j'ai croisé Addison dans les toilettes des dames. Elle venait probablement de parler au docteur Sloan, car elle était très troublée. Larmoyante. Son mascara coulait… Je lui ai tendu des mouchoirs, du fond de teint et… j'avoue que sa détresse m'a touchée. Elle s'évertue tellement à réparer ses torts d'épouse alors que… son passé ne cesse de la rattraper, apparemment…

Que son mari se soit bien davantage soucié de Meredith Grey que d'elle face au danger n'arrange probablement rien.

Mais revenons aux événements du jour.

Car ce n'est pas fini… Lors de cette fameuse conversation que j'ai surprise devant la machine à café, Izzie et George insistaient sur le fait que cette fois, ils mettraient toutes les chances de leur côté et fonceraient…

Et je suis tombée sur Karev et Stevens en pleine « action » dans la fameuse réserve. Ça ne devrait pas m'étonner outre mesure… (Non, ils ne m'ont pas vue, je suis tout de suite ressortie sur la pointe des pieds.) À en juger par leurs râles, ils prenaient vraiment leur pied…

Quant à O'Malley… J'ai remarqué qu'il n'est plus le même. Comme je le disais, regarder la mort en face, ça vous change un homme. C'est si intense que la psyché des gens s'en trouve modifiée, j'imagine.

Quoi qu'il en soit, notre ami a une idée derrière la tête – et ça a l'air géant ! Un peu comme s'il était soudain investi d'une mission sacrée, et que plus rien ne devait l'arrêter.

Tout cela aurait un rapport avec Meredith Grey que ça ne m'étonnerait pas. Il n'a pas raté une occasion de la suivre partout aujourd'hui, ou de l'aborder sous n'importe quel prétexte (cet après-midi, je l'ai vu lui demander de sortir avec lui, et apparemment, elle ne l'a même pas entendu… Elle feuilletait un annuaire téléphonique). Le reste du temps, il parle d'elle – surtout avec Izzie.

Depuis qu'il a soutenu notre cause lors de la grève, j'ai un petit faible pour George. Il m'a montré ce qu'est – réellement – un chic type et… je ne sais pas. Il me paraît être sur le fil du rasoir…

Pourvu que sa décision ne se retourne pas contre lui !

Le « Rapport O'Malley »

Je sais ! Ces derniers temps, j'ai été nulle ! Trop occupée pour mettre mon blog à jour… et je m'en excuse. Auprès de vous tous. Je n'aurais jamais cru que l'embauche de nouvelles infirmières me procurerait encore plus de travail… à court terme, bien sûr ! Mais il fallait que quelqu'un (*moi*) s'y colle pour leur montrer les ficelles du métier dans nos locaux…

Leur préciser *quelle* machine à café éviter, à la porte de *quelles* pièces ne pas oublier de frapper avant d'entrer (au risque d'y surprendre du personnel tout nu !), quelles salles de garde sont munies de verrous et lesquelles n'en ont pas (détail très important aussi, si vous comptez ne pas vous contenter de dormir au lit…), quels sièges choisir au déjeuner histoire de surprendre les ragots les plus croustillants en tendant un peu l'oreille…

Vous savez bien… Tout ce qui importe quand on travaille au Seattle Grace !

Mais pendant ce temps… Ô Dieu ! Il s'en est passé de belles ! Je ne sais même plus par où commencer…

D'abord : le docteur Callie Torres...

En voilà une qui sait ce qu'elle veut, quand elle le veut et comment l'obtenir. C'est une de nos orthopédistes titulaires les plus talentueuses, spécialiste des lésions osseuses ou assimilées telles. Callie est aussi une solitaire, qui fait toujours bande à part.

À ce que j'ai entendu dire, elle passe beaucoup de temps dans la salle des prothèses. Quoi qu'il en soit, c'est une petite maligne, très efficace au boulot. Elle ne fait pas de vagues. Et ça, je le respecte.

Et le plus beau, il paraît qu'elle en pincerait pour... George O'Malley en personne !

Honnêtement, j'aurais dû le voir venir. Pas simplement parce que – comme chacun sait – les contraires s'attirent, mais souvenez-vous... l'intervention cardiaque pratiquée en urgence – et en solo – dans l'ascenseur défectueux ?

Ce jour-là, Torres m'avait prise à l'écart. En fait, elle m'avait coincée au sous-sol alors que j'essayais de gagner la cafétéria plus vite pour m'offrir un big cheese (trop cuit) sur le pouce, mais... peu importe.

Elle voulait m'interroger sur George O'Malley. Qu'elle appelait « le type du Cœur-dans-l'Ascenseur ». Sur le moment, ça ne m'avait pas paru bizarre. Après tout, il venait effectivement de pratiquer une intervention cardiaque dans un ascenseur ! Tout l'hôpital en faisait des gorges chaudes...

Mais en y repensant, elle m'a bombardée de questions sur lui... Elle voulait savoir qui étaient ses amis, où il vivait, si j'avais déjà beaucoup travaillé avec lui... Comment était-il avec ses patients ? Ses collègues ? Avait-il des bêtes noires ? Une petite amie ? Vous voyez le genre...

À l'époque, ça m'a paru simple curiosité – rien de plus.

Mais aujourd'hui ? Elle a dû flasher sur lui. Déjà... L'avoir récemment eu comme patient l'aura incitée à tenter sa chance, je pense. Et à propos, je dois vous parler de Meredith Grey.

Présentons-le ainsi :

Je m'occupais de mes affaires comme à mon habitude… Je gérais mon poste au pôle des infirmiers, mettais à jour le dossier de ce gamin admis après avoir encaissé un coup de batte de base-ball sur le crâne…

(Si j'avais su que l'un des pères du gosse viendrait ensuite vomir sur mes chaussures, j'aurais certainement transféré ailleurs ce cas-là… Mais après coup, tout semble toujours évident, comme on dit.)

Bref. Je complétais mes dossiers lorsque… des éclats de voix ont attiré mon attention. Il y avait de la tension dans l'air – presque de la panique… L'infirmière Olivia, qui se trouvait alors à mes côtés, a aussi tendu l'oreille…

— On dirait… George !

Au même instant, il a poussé les battants du hall et est passé en trombe devant nous, Meredith Grey, Izzie Stevens, Cristina Yang et même Alex Karev sur les talons !

Ils ont dévalé l'escalier à sa suite alors qu'il hurlait à pleins poumons que Meredith et lui venaient de *s'envoyer en l'air* !

Olivia en est tombée de son siège – littéralement.

Bon, il est vrai que nous avons de supers chaises roulantes et un linoléum glissant. Alors, pour peu que vous n'y preniez garde, elles ont tendance à se dérober sous vos fesses…

Bref ! Olivia en est tombée à la renverse. Parce que George et Meredith venaient de coucher ensemble !

Et ce n'est pas tout ! Après ce coup d'éclat inattendu, O'Malley lui-même a fait une chute dans l'escalier tête la première… Il s'est blessé au genou et démis une épaule.

À ce moment-là, le docteur Torres est entré en scène. Ou du moins O'Malley a fait irruption dans son bloc… Vous voyez ce que je veux dire.

Callie Torres lui a remis l'épaule en place, et lui prête beaucoup d'attention depuis. Elle lui demande son avis sur certains cas, l'invite à participer à certaines de ses interventions… Hier soir, tandis que débutait ma garde de nuit, j'ai vu O'Malley composer le numéro de Torres sur son téléphone (alors qu'elle n'était qu'à quelques mètres de lui et de moi!) et lui proposer de sortir avec lui.

Ça... il fallait des tripes! L'appeler ainsi, en présence des patients, du personnel de l'hôpital et de... beaucoup de gens, quoi! Pour lui fixer un rendez-vous en amoureux? Voilà un aspect de sa personnalité que je ne lui connaissais pas. Disons que je n'en avais eu qu'un faible aperçu jusqu'à présent. Comme lorsqu'il a refusé de briser les piquets de grève, préférant soutenir la cause des infirmiers – *la nôtre.*

J'aime ce « nouveau » George! Il est meilleur, plus culotté. Et on dirait qu'il a enfin *cessé* de se languir pour Meredith Grey... Excellent pour lui. Maintenant, si j'arrivais à le convaincre de faire quelque chose au sujet de sa nouvelle coupe... Un véritable désastre!

(Enfin... ce que j'en dis...)

Bref, j'aurai bientôt des nouvelles toutes fraîches pour vous... La prochaine? Meredith Grey et les docteurs Shepherd... Ça prend un tour réellement bizarre. Je crois qu'eux croient... eux trois s'imaginent que...

... qu'ils sont *amis*?

C'est ça...

Un voisinage « amical »

Ok, vous l'avez fait, je l'ai fait, nous l'avons tous fait. Chacun d'entre nous est sorti avec quelqu'un puis a rompu en disant de cette façon parfaitement cruelle et ridicule : « Restons bons amis... »

Alors que pas un seul d'entre nous n'en pensait un traître mot!

Voilà ce qui me déconcerte à propos de ce qui se passe entre Meredith Grey et le docteur Shepherd...

Ils semblent *vraiment* croire qu'ils sont *effectivement* amis. J'ai entendu Meredith en parler aux autres internes et j'ai entendu Shepherd en parler à sa femme... Je l'admets, ça me dépasse !

Prenez hier, par exemple : nous avons perdu des patients. À la chaîne... Et tout l'hôpital était sur les dents, franchement, parce que nous savions qu'une série noire comme ça signifie toujours que le pire reste à venir... Du moins, si vous êtes superstitieux...

Bref, hier matin, juste après cette série d'interventions fatales, Addison Shepherd décide de distribuer des chocolats chauds, histoire de conjurer le sort... (Aux chirurgiens seulement, attention... A-t-elle pensé à m'en offrir un, à moi qui l'assistais aussi au bloc ? Non, naturellement. Pas de chocolat pour les infirmières. Mais passons, c'est autre chose...)

Donc, Addison tend à Meredith un chocolat chaud. Puis à Derek... vous auriez vu sa tête à ce moment-là ! Il lui a fait remarquer qu'elle venait d'en offrir un à Meredith, et elle lui a simplement répondu que les amies de son mari étaient ses amies... Voilà tout.

Sauf que ce n'est pas si simple ! Et ça me ramène à ma question :

Comment diable Meredith Grey pourrait-elle être l'amie de Mamour ?

Cet ex-petit ami marié et copropriétaire du toutou est son *patron* ! Celui-là même qui ne cesse de lui faire les yeux doux dans les couloirs, de se glisser derrière elle dans l'ascenseur et de lui démontrer qu'il a *toujours* des sentiments pour elle !

Désolée... Je suis un peu en train de prendre mon cas pour une généralité. Je suppose que cette situation me rappelle trop ce que j'ai vécu...

De fait, je suis aussi sortie un temps avec quelqu'un qui travaillait à l'hôpital... Ce n'était pas mon patron à proprement parler, mais ça n'en restait pas moins mon supérieur hiérarchique… (Non, je ne vous assommerai pas avec les détails de notre idylle contrariée. Inutile de revenir sur le passé, pas vrai ?)

Alors que j'avais rompu (il s'était révélé un peu trop loufoque sur les bords…), lui et moi avons essayé de devenir amis. Du moins, l'ai-je tenté… Lui, il s'est juste efforcé de me ramener au plumard par d'autres moyens…

Tout ce que j'en dis, c'est que d'expérience, le coup de « l'amitié », ça ne marche jamais… Même quand vous êtes sincère dans votre démarche, c'est peine perdue. Surtout dans le cas qui nous occupe…

L'infirmière Liz a vu Meredith parler à Mamour avant d'entrer au bloc. (Elle sait admirablement lire sur les lèvres, à propos – grâce à une tante sourde, je crois.) Et elle est sûre d'avoir vu Meredith avouer à Derek qu'elle avait couché avec George.

N'est-ce pas pousser l'amitié un peu loin ? Peut-être pas… Peut-être que je prends encore mon cas pour une généralité. Nous parlons sans doute d'adultes responsables et sensibles qui savent mieux que moi composer avec les nuances de l'amitié…

Tout est possible, non ?

À propos, en parlant d'être amis, d'ennemis ou plus que ça…

Izzie Stevens ? Ces jours-ci, elle aurait sacrément besoin de réviser ses priorités. Je ne suis pas la seule à avoir remarqué *à quel point* elle s'est rapprochée de Denny Duquette (un de nos malades du cœur en « résidence permanente »), au mépris de la déontologie…

Ce type est un charmeur, reconnaissons-le. Avec son débit traînant typique de gars du Sud, il me fait craquer ! J'en ai même les genoux qui flageolent… Mais bon !

J'y reviendrai. On dirait qu'un patient m'attend chambre 4213 avec un glaçon coincé dans le nez… Je file !

B-A-I-S-E-R

Avant tout, si l'un de vous lecteurs travaille aussi au Grace et a vu passer mon jeu de Scrabble (vous savez… celui que je conservais sous le comptoir avec les serviettes et les touillettes en plastique ?) prévenez-moi ! Parce qu'il a disparu.

Les soirs où tout est calme, j'aime jouer au Scrabble. Je l'adore. Il me *manque* ! Je vous en prie, rapportez-le-moi !

Mais revenons à nos indiscrets moutons…

Izzie Stevens a fondu un câble.

Denny Duquette vient d'être ramené aux Urgences, et depuis, il ne se rétablit pas assez pour pouvoir rentrer chez lui… Son cœur risque de lâcher complètement d'un moment à l'autre. Il était en mauvaise santé depuis quelque temps déjà, mais là… son état ne cesse d'empirer ! Si on ne lui trouve pas bientôt un donneur, eh bien… C'est si triste de regarder quelqu'un mourir faute d'un don d'organe…

Cela étant, il avait bon moral – relativement. Sa vision rosée du monde est due en partie au fait que nulle autre que la petite Izzie Stevens l'entoure d'égards et d'attention.

Elle fait un bon médecin. Là n'est pas la question. Et elle sait merveilleusement s'y prendre avec les malades – j'en suis témoin. Mais… avec Denny ? Elle a franchi la ligne rouge qui sépare un docteur de son patient. Et ça, ça ne pourra lui attirer que des ennuis.

L'autre nuit, je l'ai vue lui apporter un sac plein de bonnes choses – après les heures de visite. Après son service… Elle était mignonne à croquer avec ses boucles blondes et son jean moulant ! Par « bonnes choses » au fait, comprenez une nappe, du jus de fruits, des gobelets en plastique…

Eh oui, ce n'est *pas* des façons de rendre visite à un patient ! Même *après* le service. Il y a des limites. Et elle a choisi de les dépasser. Elle devrait pourtant savoir à quoi s'en tenir…

Mais ce n'est pas tout : la nuit dernière, alors qu'il avait fallu ramener Denny au bloc (en pleine série noire, avec tout le personnel à cran), j'ai surpris un geste *tellement* déplacé…

J'ai vu Izzie *embrasser* Denny Duquette, son patient, sur les lèvres ! Dans sa chambre. Après l'intervention… Elle l'a embrassé parce qu'il venait encore d'échapper à la mort… Et parce que – si vous voulez mon avis – elle est tombée amoureuse de lui. C'est clair.

OK. Des internes couchent avec leurs titulaires – ce qui n'est pas une bonne idée non plus. Ça va pratiquement toujours à l'encontre du règlement, mais bon… ça arrive. Et ça donne de croustillants ragots. Ce n'est pas la fin du monde, après tout…

Mais… s'éprendre de votre patient ? Voilà, pour des internes, une erreur virtuellement irréparable. Pire qu'un tabou. Ça fausse votre jugement de la façon la plus fondamentale qui soit… Si les chirurgiens n'opèrent pas des membres de leur famille – les gens qu'ils aiment – ce n'est pas sans raison. Prendre les bonnes décisions devient trop difficile.

Ça m'inquiète. Beaucoup. J'aimerais en parler au docteur Bailey – voir s'il y aurait moyen d'intervenir à son niveau, mais…

… Ça reviendrait à outrepasser mes prérogatives.

Et vous devriez voir Alex Karev rôder dans les couloirs ces jours-ci ! Monsieur a les nerfs… Il explose pour trois fois rien. Le fait qu'Izzie n'ait soudain plus de temps à lui consacrer y est forcément pour quelque chose… Il se montre tellement jaloux de Denny que j'en rierais si la situation n'était pas si tragique…

Là, je dois dire que je comprends par où il passe.

Plus tôt, quand je prenais ma pause café dehors, il est arrivé, s'est assis sur un banc près de moi… Il semblait prêt à se colleter avec la terre entière à la moindre provocation…

Je lui ai dit que si je fumais, je lui aurais offert une cigarette – mais vu que c'est une sale manie, et que je sais trop bien à quel point ça goudronne les poumons… je n'avais qu'un chewing-gum à lui proposer.

Sans un mot, il m'en a pris deux et les a mastiqués furieusement.

J'ai su peu après qu'Izzie venait de le plaquer quelques minutes plus tôt.

Dieu, ça a dû lui faire mal. Plaqué pour un mourant...

Mince.

Du tricot à gogo !

OK, commençons par le commencement... J'ai retrouvé mon plateau de Scrabble. Dans la chambre de Denny Duquette. Où Izzie Stevens et lui l'avaient planqué !

Alors... je l'ai repris. J'ai attendu qu'Izzie revienne me voir (ce qu'elle a fait) pour le récupérer (ce qu'elle a demandé), que je puisse enfin lui répliquer : « Qu'est-ce que ça vaut à vos yeux, docteur Stevens ? »

Eh bien, figurez-vous que ça valait beaucoup pour elle ! Elle s'était mise à fouiller ses poches à la recherche de bijoux et de liquide, j'imagine, lorsque je l'ai arrêtée. J'aime taquiner les gens, mais je ne suis pas sans cœur, tout de même ! J'ai fixé un prix qui n'avait rien de monétaire – il s'agissait plutôt d'un talent, d'une chose que j'ai toujours désiré apprendre : le tricot.

Comme elle n'avait pas arrêté aujourd'hui avec ses aiguilles à tricoter, d'un bout à l'autre de l'hôpital, j'ai négocié pour trois mois de leçons. Nous commençons demain matin – et j'ai vraiment hâte d'y être ! Je me suis déjà offert les aiguilles et de la laine à filer. Une jolie teinte bouton d'or.

Quant à Alex Karev, il me paraît sincèrement éprouvé par tout ça – la relation amoureuse entre Izzie et Denny. Il a... les nerfs en pelotte. Il n'est plus dans son élément. Ses émotions sont... à fleur de peau.

Cet après-midi, par exemple... Vous auriez dû le voir *exploser* face au docteur Burke ! Celui-ci a dû croire qu'Alex se montrait trop direct avec un des patients, ou je ne sais quoi... Mais, Dieu...! Lorsque Burke l'a fait sortir dans le couloir pour en parler, Alex a pété les plombs et lui a hurlé dessus! À en donner la chair de poule... Naturellement, il n'avait pas à hausser le ton avec son supérieur – sauf que... il avait des arguments en sa faveur.

À défaut d'être le gars le plus gentil du monde, tempêtait-il, il faisait au moins preuve d'honnêteté avec ses patients. Là-dessus...

... Il n'a pas tort. Je serais assez encline à abonder dans son sens. Je ne suis pas du genre à cirer les chaussures (là, j'entends déjà vos commentaires ironiques!) Mais bon... Je suis d'avis que nous ne devrions pas cacher la vérité à nos patients.

Mais c'est *quoi*, tout ce tricot aujourd'hui? Je viens de voir Meredith Grey en personne passer avec un étrange ouvrage aux formes indéfinissables... Je me félicite d'avoir choisi Izzie comme professeur! Si j'en juge par ce que je viens de voir, Grey n'a pas la moindre idée de ce qu'elle est en train de tricoter...!

En fait, elle ne se sentait pas dans son assiette aujourd'hui. Un peu plus tôt, le docteur Torres m'a paru assez secoué... Je lui ai demandé si ça allait bien, en ajoutant que je lui trouvais le teint un peu pâle (et si vous connaissez Torres, vous saurez qu'elle est habituellement *tout* sauf pâle!)

Elle a marqué une pause, puis m'a répondu que Meredith Grey venait tout juste de pulvériser un plâtre à coups de marteau! Et quand on pense que cette femme a brisé le cœur de George... De toute évidence, Meredith a de graves problèmes... du genre « flippant », pour reprendre l'expression de Callie.

Pour qu'elle s'effraye de quelque chose, croyez-moi, il en faut! Meredith n'a pas dû y aller de main morte pour faire pâlir Callie à ce point.

Je n'ai rien dit, mais j'ai ma petite idée sur ce qui a pu mettre Meredith autant à cran... Je suis pratiquement sûre d'avoir vu son père, Thatcher, se promener dans l'hôpital un peu plus tôt dans la journée…

Cela dit, je ne peux pas en jurer. Après tant d'années, il a bien changé mais… bon. Je pense que c'était lui. Auquel cas, ça ne m'étonne pas que Meredith soit dans cet état. Aux dernières nouvelles, elle était complètement sortie de sa vie…

À moins qu'Addison se berce encore d'illusions à propos de son « amitié » avec Meredith – tout comme Derek et Meredith, d'ailleurs. Addison rayonnait, très liante et *bienveillante* envers Meredith aujourd'hui…

Alors, ma question : quand est-ce arrivé ? À quel moment se sont-elles dit : « Eh, nous nous sommes tapées le même mec, mais qu'importe ? Allons discrètement nous le payer ! »

Franchement ?

J'aimais mieux lorsqu'elles se crêpaient le chignon ! C'était tellement plus rigolo, comme source de commérages !

Mon véto

Histoire de ne pas trop dévier du cap… je sais que ce blog est consacré aux ragots de l'hôpital, mais il faut absolument que je vous parle de ma visite ce matin… chez mon vétérinaire !

J'ai déjà dû mentionner mon chat adoré, Skittles. Je l'ai depuis des années – et c'est un séducteur-né, l'animal ! (Je l'aime moins lorsqu'il se fait les griffes sur mes rideaux en soie hors de prix, tout de même !) Bref… La nuit dernière, il avait un comportement assez inhabituel – se cognant un peu partout, ne marchant plus droit… Forcément, je me suis inquiétée. Et ce matin (puisque j'ai le dernier tour de garde à assurer), j'ai amené Skittles chez le docteur Dandridge. Mon vétérinaire.

Bon… Skittles et moi apprécions beaucoup Dandridge (qui insiste d'ailleurs pour que je l'appelle par son prénom, Finn… Mais l'infirmière que je suis a bien du mal à oublier que c'est avant tout un docteur... *Et* le meilleur véto du coin!) Avec les animaux, il est stupéfiant. Des tout petits chatons jusqu'aux chevaux... Rien que pour décrocher un rendez-vous avec lui, il y a une liste d'attente longue comme ça! Il est incroyablement populaire...

Évidemment, si vous voulez mon avis, qu'il soit charmant, séduisant – et célibataire – ne gâche rien! Enfin... il n'a pas toujours été célibataire, attention. Il était marié autrefois, mais... C'est bien triste. Il n'en parle guère. Et maintenant, il vit seul dans son appartement rustique, au-dessus de son cabinet...

Mais je digresse. Si je vous touche deux mots de mon véto, c'est parce que, alors que je patientais dans la salle d'attente ce matin avec mon pauvre Skittles, devinez un peu qui s'est pointé avec son chien...?

Mamour! Je partage mon vétérinaire avec lui!

Et de voir ces deux hommes délicieux devant moi, si beaux, si charmants... Ah là, là, ce n'est pas une façon désagréable de commencer la journée! *Pas du tout!*

Messagerie instantanée

Debbie-la-commère – connexion à 20 h 08 du matin

Debbie-la-commère :	Devine qui je viens de voir chez le véto ?
Joe-je-sais-tout :	Chez le véto ? Skittles est malade ?
Debbie-la-commère :	J'ai vu Mamour ! Je partage mon vétérinaire avec Mamour !
Joe-je-sais-tout :	Ce qui veut dire que tu partages aussi ton véto avec Meredith Grey...
Debbie-la-commère :	Pardon ?

Joe-je-sais-tout : Mamour et elle se partagent la garde du chien. Donc, son vétérinaire est aussi le sien.

Debbie-la-commère : Sérieusement ?

Joe-je-sais-tout : Mais oui ! Je te l'avais dit !

Debbie-la-commère : Non, tu ne me l'avais pas dit !

Joe-je-sais-tout : Et il a demandé à Meredith de sortir avec lui... Je t'en ai parlé !

Debbie-la-commère : Non ! Pas du tout !

Joe-je-sais-tout : Si ! Elle était là, à tricoter et à jurer qu'on ne l'y reprendrait plus de sitôt, à se laisser embobiner par les salades des mecs...

Debbie-la-commère : Je me souviens du tricot.

Joe-je-sais-tout : Et voilà qu'elle se rue sur le véto !

Debbie-la-commère : Oh ! Un truc pareil, je m'en rappellerais...

Joe-je-sais-tout : Bon alors, je comptais t'en parler...

Debbie-la-commère : Là, tu me déçois, Joe ! Toi, ma source la plus fiable de rumeurs en dehors de l'hôpital... Tu colportes des ragots, je colporte des ragots... tu n'as pas oublié ? C'est comme ça que nous fonctionnons.

Joe-je-sais-tout : Bien sûr que je colporte ! Foin de vains persiflages envers mes colportages !

Debbie-la-commère :	Si j'avais su que Grey sortait avec mon véto, j'aurais pu glaner plus de détails !
Joe-je-sais-tout :	Tu utiliserais de façon éhontée ton pauvre chat malade pour ça ?
Debbie-la-commère :	Ben...
Joe-je-sais-tout :	Peu importe. Je ne veux pas le savoir.

Debbie-la-commère – déconnexion à 20 h 24

Le « démêlement » d'une Shepherd

Je sors à peine d'une séance marathon avec le chef, qui m'a questionnée à propos d'une intervention que j'ai faite un peu plus tôt avec Addison Shepherd.

En tant qu'infirmière au bloc, j'ai notamment pour tâche de tenir à jour mes rapports sur les opérations chirurgicales auxquelles je participe. J'y note tout : depuis le nombre de compresses utilisées jusqu'aux procédures accomplies, et dans quelles circonstances. Mes rapports sont donc souvent plus denses que ceux des chirurgiens eux-mêmes – c'est mon travail. Établir le rapport le plus circonstancié possible de chaque intervention... Ainsi, quiconque les lira saura précisément ce qui s'est passé au bloc.

Et dans ce cas justement, il s'est produit quelque chose de très insolite.

Ou du moins, ça m'a paru insolite... Je ne peux pas entrer ici dans les détails – pour des raisons légales évidentes, vous comprenez... Mais disons que ce qui s'est passé a instauré une rivalité certaine entre Alex Karev et Addison Shepherd. Et en toute franchise, il me tarde de voir la tournure que ça prendra...

Naturellement, Joe semble d'avis que ces deux-là sont destinés à devenir *bien plus* que des adversaires... Il les voit déjà ensemble, ce doux dingue ! Mais qu'importe, il n'était pas présent avec moi aujourd'hui au bloc, pour voir ce qui s'est produit. Et il ne les voit pas non plus tous deux au quotidien comme moi… Quand Addison a croisé Karev dans l'escalier et s'en est pris à lui, Joe n'a pas vu le regard noir que notre ami a lancé à sa collègue…

Croyez-moi, le mystère de cette femme commence à se démêler. Et elle semble vouloir prendre Alex Karev avec elle… À ce qu'il paraît, elle l'aurait affecté à « l'escouade du Vagin » à titre permanent…

Comme si n'importe quelle nana saine de corps et d'esprit désirait qu'un mec comme Alex Karev se mêle de ses petites affaires !

Messagerie instantanée

Debbie-la-commère – connexion à 2 h 08 du matin

Debbie-la-commère :	Eh bien... Izzie a convaincu Denny d'accepter un LVAD, un appareil pour stimuler son ventricule gauche.
Joe-je-sais-tout :	Et c'est mal ?
Debbie-la-commère :	Je ne sais pas. Sans doute que non... En tout cas, il ne pourra pas quitter l'hôpital avant longtemps...
Joe-je-sais-tout :	... avec sa pile cardiaque.
Debbie-la-commère :	Izzie sera sûrement ravie de l'avoir un peu plus pour elle...
Joe-je-sais-tout :	Mais tu penses qu'il se fatiguera de l'hôpital ?
Debbie-la-commère :	À sa place, tu ne t'en fatiguerais pas ?

Joe-je-sais-tout :	Tu plaisantes ? Après quelques heures à peine, j'avais déjà hâte de partir... Les hôpitaux sentent bizarre.
Debbie-la-commère :	Ce n'est pas vrai !
Joe-je-sais-tout :	Si ! ça sent... je ne sais pas. Des frites rances au micro-ondes, ou un truc comme ça...
Debbie-la-commère :	Tu trouves que les hôpitaux sentent les frites ?
Joe-je-sais-tout :	Pas les bonnes, en tout cas ! Du genre dégoulinantes d'huile à vous flanquer la nausée... mal cuites.
Debbie-la-commère :	Parfois, tu m'inquiètes réellement.
Joe-je-sais-tout :	Oh !
Debbie-la-commère :	Non, sérieusement. Je m'inquiète vraiment.

Debbie-la-commère – déconnexion à 16 h 47

Je ne vous ai rien dit, mais...

D'après la rumeur, le docteur Callie Torres... ne se lave pas les mains.

Je sais... Moche. Et nullement plausible. Un chirurgien comme elle se lave forcément les mains ! Seulement... je vous répète ce que j'ai entendu.

Et ce n'est pas tout ! Les rumeurs vont bon train aujourd'hui... C'est toujours amusant. J'adore les jours où ça cancane dans tous les coins ! Alors, en résumé...

Addison et Derek ont des problèmes... sexuels. Depuis des

semaines et des semaines ! Du genre tiède, triste, ennuyeux… Les têtes qui s'entrechoquent, le manque de coordination, une compensation excessive… Vous voyez le topo.

Jusqu'à… l'autre nuit. Où Derek est revenu dans sa caravane et… a sauté sur une Addison sexuellement frustrée. Sous la douche. Sous le jet d'eau chaude, avec savon et vapeur d'eau à la clé…

Du moins, à en croire Addison, qui ne pouvait contenir le lendemain matin son exultation sexuelle après une nuit pareille… Elle est extraordinairement volubile avant sa première tasse de café ! Chopez-la au bon moment le matin, et elle vous livrera toutes sortes de détails sur Mamour et elle… Des détails d'ordre privé, sur leur vie conjugale…

Mais je suis une dame. Je n'entrerai pas dans ce genre de considération. (Clin d'œil !)

Rumeur suivante : Burke est en pétard contre Cristina…

En fait, il s'agit moins d'une rumeur que d'un constat… Je passais devant eux tout à l'heure, dans le hall, lorsque j'ai surpris la fin de ce qui semblait être une conversation passionnante… !

On dirait qu'eux aussi ont leur lot de problèmes sexuels ; il l'accusait de s'endormir… en pleine action !

Naturellement, je sais combien d'heures de boulot se tape Cristina… Je m'étonne même qu'elle ne s'assoupisse pas pendant ses gardes, alors… Mais bon, qu'elle se soit mise à ronfler dans les bras de Burke ?

Je ne dirai qu'une chose : l'an dernier, après une nuit particulièrement éprouvante aux urgences, j'avais décidé de rouler sur mon siège au fond de la salle de réception et de fermer les yeux. Juste quelques instants. Je tombais de sommeil ! Et vous savez qui a failli me bouffer toute crue en me voyant piquer un roupillon ? Eh oui, vous avez deviné… Le docteur Burke !

Au vu de sa réaction d'alors, je ne peux qu'*imaginer* ce que ça a été avec Cristina !

Autre ragot croustillant : j'avais une visite de contrôle programmée avec mon véto (pour Skittles), et cette fois, j'en ai profité pour soutirer quelques détails au docteur Dandridge au sujet de *l'amour* de sa vie…

Dès que je me suis mise à en parler, il s'est littéralement illuminé ! Il n'en avait que pour cette « fille étonnante » qu'il a rencontrée… (Vous et moi savons qu'il s'agissait de Meredith Grey, mais je me suis bien gardée de le lui avouer…) Il parlait d'elle avec tant de… révérence ! À l'évidence, il la met sur un piédestal. D'ailleurs, elle l'intimide quelque peu – et les sentiments grandissants qu'elle lui inspire l'effrayent. Il se sent dépassé par les événements… et s'en félicite !

C'était tellement mignon, ce débordement sentimental… Il s'est étendu sur le dîner qu'il comptait lui mijoter ce soir même, sans oublier le vin qu'il avait sélectionné pour l'occasion (un blanc sec, je crois…) Puis il m'a demandé si, à mon avis, lui parler de son passé serait prématuré…

Je connais Dandridge depuis longtemps, et je sais tout de sa femme – de la façon dont elle est morte. Que ça le hante… Je sais aussi combien tourner enfin la page lui tient à cœur…

Alors, je lui ai simplement assuré que, le moment venu, il saurait quoi dire. Quant à cette « étonnante jeune femme »… J'avais le sentiment qu'elle aussi aurait sans doute des confidences à lui faire sur son passé…

J'ignore s'il s'est senti mieux après ça, mais en tout cas, il m'a remerciée de mes bons conseils. Et a refusé que je lui règle la consultation. Il m'a renvoyée à mes foyers avec des compléments nutritifs pour Skittles, un point c'est tout.

D'un autre côté, j'ai des nouvelles démoralisantes à propos de Denny Duquette… D'après la rumeur qui circule dans le service, il s'enfonce dans la dépression… Plus il restera alité avec son appareillage cardiaque, plus il sombrera dans l'apathie.

C'est mauvais signe, car ce genre de stress émotionnel peut entraîner de graves répercussions sur sa santé… Et j'imagine ce qu'Izzie Stevens doit éprouver. Elle qui l'avait pratiquement convaincu d'accepter cet appareillage cardiaque... Voilà qu'il lui en veut.

Je reste d'avis qu'elle s'est dangereusement compromise avec lui. C'est un patient. Le *sien*. Tout le monde sait qu'elle est tombée amoureuse de lui, alors que personne ne semble disposé à prendre les mesures qui s'imposent... Les docteurs Bailey, Burke, les internes... Tous tournent la tête de l'autre côté et laissent faire. Je ne pige pas...

Mais où *diable* est passée Izzie ? Je la bipe à propos d'une de ses patientes, et c'est comme si elle s'était volatilisée !

Peu importe. J'ai une pause dans deux minutes. Si ça l'amuse d'ignorer ses responsabilités pour mieux flirter avec son patient, après tout, ça la regarde. Moi, je vais attraper mon paquet de feuilles de chou préférées (les toutes dernières parutions), ma barre chocolatée favorite et me détendre, sur un banc ou autre...

Mince ! Mes canards ont disparu ! Ma friandise aussi... Bon sang, qui s'amuse à me chaparder mes affaires ?

PS : En tapant cette question, je l'ai criée à haute voix tellement j'étais exaspérée ! L'infirmière Olivia est venue se pencher vers moi en soufflant : « Je ne vous ai rien dit, mais c'est Izzie. Elle fait main basse dessus, pour les partager avec Denny. »

Ah, c'est comme ça ? Izzie Stevens ? Vous n'avez qu'à bien vous tenir, je vous ai à l'œil !

Messagerie instantanée

Debbie-la-commère – connexion à 12 h 04

Debbie-la-commère : Tu es là ?

Joe-je-sais-tout : Je croyais que tu ne me parlais plus...

Debbie-la-commère : C'est toi qui m'as giclée sec ! On se disputait à propos de Mamour...

Joe-je-sais-tout :	Peu importe. Le pauvre vieux m'a sauvé la vie. Si je veux épouser sa cause, j'épouserai sa cause !
Debbie-la-commère :	Tout ce que j'en dis, c'est que le véto serait beaucoup mieux pour Grey. C'est tout.
Joe-je-sais-tout :	Je croyais que nous étions d'accord pour admettre que nous n'étions pas d'accord...
Debbie-la-commère :	En effet.
Joe-je-sais-tout :	Bon, alors, OK.
Debbie-la-commère :	Je désirais juste t'informer que j'adjoins à mon blog une liste des pour et des contre.
Joe-je-sais-tout :	Ben voyons ! J'ai aussi un blog, tu sais ! Et je peux y « adjoindre des listes » !
Debbie-la-commère :	Tu veux savoir quel est mon premier argument en faveur du véto ?
Joe-je-sais-tout :	Il n'a pas de puces ?
Debbie-la-commère :	Lui n'est pas marié !
Joe-je-sais-tout :	C'est ça, c'est ça...
Debbie-la-commère :	Je ne plaisante pas ! Depuis quand tu soutiens l'adultère ? Qu'est-ce que ça te ferait si Walter te trompait ?
Joe-je-sais-tout :	Il ne le ferait pas.
Debbie-la-commère :	Imaginons qu'il le fasse.
Joe-je-sais-tout :	Il ne le ferait jamais !

Debbie-la-commère : Alors quel genre de mec trompe sa femme ? Voilà ma question ! McVéto est séduisant et libre. Je me fiche de savoir combien Mamour est attirant, quand tout est dit, il reste...

Joe-je-sais-tout : ... un homme marié... OK. Pigé. Mais toi, tu es encore à côté de la plaque.

Debbie-la-commère : Ah, oui ?

Joe-je-sais-tout : Oui. L'amour, ça ne se commande pas. Tu ne choisis pas de qui tu vas tomber amoureux. Ça ne fait pas de toi un monstre ! Juste un être humain...

Debbie-la-commère : N'empêche que Mamour reste un fieffé menteur.

Joe-je-sais-tout : Pourquoi avons-nous encore cette conversation ? Fondée sur de pures conjectures en plus ! Ce n'est pas comme si Derek et Meredith s'étaient raccommodés, pas vrai ?

Debbie-la-commère : Tu as raison. C'est idiot.

Joe-je-sais-tout : Complètement !

Debbie-la-commère : OK.

Joe-je-sais-tout : OK... Tu entends toujours mettre ta liste sur ton blog ?

Debbie-la-commère : Compte sur moi !

Debbie-la-commère – déconnexion à 12 h 26

McVéto contre Mamour

Mon pote Joe et moi avons un petit débat… Lequel choisirions-nous si nous avions la chance de pouvoir nous prononcer entre McVéto et Mamour ? En cas de compétition… lequel des deux remporterait tous les suffrages ?

Joe est tout acquis à Mamour – avec ses « Il m'a sauvé la vie… » par ici, ses « C'est mon superhéros ! » par là… Et blablabla ! Moi, c'est McVéto sur toute la ligne !

Voici la liste des 10 arguments pour et contre, tels que je les conçois :

#10

McVéto : **Il adore sauver les bêtes. Toutes, sans distinction.**

Mamour : **Il adore attraper de pauvres bêtes (bon, juste les poissons...) et les faire frire à la poêle !**

#9

McVéto : **Au programme du premier rendez-vous galant, la naissance d'un poulain, un dîner fait maison et une douche... torride ! Vous vous rendez compte ? La naissance d'un poulain... !**

Mamour : **Son premier rendez-vous... ? Se biturer et raccompagner chez elle la première étrangère rencontrée à Seattle, ça compte, ça ? Et pourquoi pas sortir boire un verre en ville en laissant tomber « accidentellement » par terre des papiers de divorce à signer ? Hein ?**

#8

McVéto : Ce qui nous amène à... notre ami, libre comme l'air.

Mamour : Oh, d'accord... Il a oublié de mentionner qu'il avait une épouse... puis décidé de rester avec elle dès que Mme le rejoint à Seattle. Mais bon... Quel rapport, me direz-vous, hein ?

#7

McVéto : Il dirige sa propre affaire et est aussi propriétaire de son cabinet – peint d'ailleurs dans une jolie teinte bleue – avec un magnifique appartement au-dessus.

Mamour : Ah, oui... Chouette caravane.

#6

McVéto : Une étonnante crinière, avec juste ce qu'il faut de mèches rebelles !

Mamour : OK. Disons que côté coiffure, ils sont à égalité.

#5

McVéto : Au déjeuner, il fait des œufs, rissole la viande (ou fait dorer sa pêche du jour), et propose du café ou du jus de fruits – assez pour deux.

Mamour : Le matin, il se sert un bol de céréales diététiques multivitaminées. Puis se moque de Meredith qui se contente du fromage de la veille.

#4

McVéto :	**Un homme blessé, et assez courageux pour l'admettre.**
Mamour :	**Lui n'était même pas capable d'admettre qu'il avait une femme.**

#3

McVéto :	**Il prend les choses calmement. Posément. Sans bousculer Meredith ou la pousser à tomber trop vite dans ses bras...**
Mamour :	**Lui la fourre dans son pieu le soir même de leur rencontre !**

#2

McVéto :	**Il accepte Meredith telle qu'elle est.**
Mamour :	**Il hurle contre elle dans l'escalier ! Ou en radiologie. Ou aux lavabos. Ou au bloc... C'est tout juste s'il ne la traite pas comme une moins que rien ! Enfin...**

#1

McVéto :	**Bon. J'insiste : il est libre comme l'air.**
Mamour :	**Lui est marié.**

Pétages de plombs

OK, c'est la folle pagaille aujourd'hui... On est complètement dépassé. J'ai l'impression que tout le monde pète les plombs... Alors, je préfère revenir à mon blog, tiens !

Aussi étrange que ça puisse paraître, entretenir mon blog est devenu… un refuge… ces temps-ci. Ça au moins, je le contrôle ! Et ça me permet – dans une moindre mesure, bien sûr – de gérer tout le stress et la folie qui m'entourent en ce moment…

… Je m'y dissimule aussi. Car, si j'en crois mon vécu, quand tout dégénère *à ce point-là*, il faut s'attendre *au pire* avant d'espérer une accalmie…

Alors, en attendant, je préfère rester planquée là, à pianoter sur mon clavier.

Voilà ce qu'il se passe : je sais un truc. Bon… Disons plutôt que j'ai de gros soupçons à défaut de certitudes ! Et je devrais faire quelque chose. Ça, j'en suis sûre ! Mais… quoi ? Comment ? Et d'ailleurs, pourquoi devrais-je m'y coller, moi qui ne suis même pas directement concernée ? D'autant que si je m'en mêle pour de bon, quelqu'un risque de le payer *très cher*… Une de nos internes (sinon plusieurs)…

Alors, me revoilà à mon blog…

Commençons par enfoncer les portes ouvertes. Nous avons beaucoup d'admissions aujourd'hui. Des blessés par balles – il y a eu une fusillade. Un employé de restaurant a vraiment pété les plombs et ouvert le feu… faisant des blessés et des morts. Pas drôle.

Mais ce n'est pas que ça… Même quand les admissions affluent, je peux encore gérer ce genre de folie. Par contre, mes collègues, les uns après les autres, commencent à lâcher prise… À dérailler.

Prenez Addison Shepherd, par exemple. Elle a déraillé avec Mamour tout à l'heure – j'ai entendu la fin seulement de leur dispute, mais ça m'a suffi. Ils se trouvaient juste au-dessus de notre pôle infirmier, de sorte que tout le monde a entendu Addison crier qu'elle ne pouvait pas lutter parce que (je la cite) « elle n'était pas Meredith Grey » !

C'est déjà moche que les gens aient été à portée d'oreille – et pis encore que notre couple terrible, en baissant les yeux, aient soudain vu que Meredith avait tout entendu, elle aussi… Je n'imagine même pas ce qui a pu pousser Addison à bout. Elle, d'habitude si polie, si réservée…

Sa façade se lézarde. Et ça se voit.

Ensuite, il y a Callie. Seigneur, ce qu'elle est à cran aujourd'hui ! Avec son chien souffrant d'un cancer osseux, on dirait bien que Meredith Grey l'a lancée sur le sentier de la guerre… En tout cas, Callie n'arrête plus de marmonner au sujet de Meredith, qui « fait partie de cette sale famille dysfonctionnelle »… Laissez-moi vous dire qu'une Torres en colère est effrayante sur les bords… Je ne voudrais pas avoir affaire à elle les mauvais jours… Vous avez vu avec quelle force elle remet les os en place ?

Oh, et vous auriez aussi dû voir Cristina aujourd'hui… Quand Burke a refusé qu'elle l'accompagne en hélicoptère (pour un don d'organe). Elle était pâle de rage. Au fond, je ne l'en blâme pas – car Karev a réussi à échapper à l'Escouade du Vagin pour se faire admettre dans l'équipe de collecte, au nez et à la barbe de Cristina…

Mais bon. Sa réaction correspond à celle d'une petite amie – pas d'une interne en chirurgie. Ce qui ne lui ressemble guère. Elle n'est pas du genre à se laisser dominer par ses émotions. Entre tous, en fait, c'est l'interne qui s'y entend le mieux à compartimenter sa vie professionnelle et sa vie privée…

Quant au don d'organe, il est destiné à Denny. Eh oui, Denny Duquette va enfin recevoir le cœur qu'il attend depuis si longtemps… Izzie devrait être ivre de joie, pas vrai ? Et ne plus tenir en place – surtout que le docteur Bailey vient de l'autoriser à préparer Denny pour l'intervention… Un grave manque de jugement, si vous voulez mon avis.

Au lieu de cela, j'ai vu Izzie errer l'air complètement abattu, perdu… Je ne sais pas. Bizarre de lui voir les traits aussi creusés, une mine autant inquiète… Elle m'effraya presque.

Un des blessés par balles que j'ai soignés aujourd'hui m'a décrit ce Petey, le tireur fou du restaurant, de la même façon précisément… Le dingue avait cette expression absente, cette distanciation insondable au fond des yeux… Comme si lui aussi était rongé, soucieux, mais résolu… Résolu au pire.

Et l'instant d'après, Petey avait sorti son flingue et canardait tout ce qui bougeait…

Voilà pourquoi tout ce dont je me sens capable pour l'instant, c'est de bloguer.

Je viens de voir Izzie tirer George O'Malley hors du vestiaire et l'entraîner dans le couloir – j'ai l'impression qu'ils fonçaient en direction de la chambre de Denny.

Mes tripes me disent que quelque chose de *terrible* est sur le point de se produire…

Mais je reste pieds et poings liés. Je n'y peux rien. Après tout, je ne suis *en fait* au courant de rien ! Je ne suis pas responsable de cette zone-là du service. Je me trouve aux urgences en ce moment, et j'ai des admissions à surveiller. Je n'ai pas à me lever, à quitter mon poste et à…

Quoi ? Merde alors… Ce sont des coups de feu que je viens d'entendre… ?

Messagerie instantanée

Debbie-la-commère – connexion à 11 h 37

Debbie-la-commère :	Joe…
Joe-je-sais-tout :	Je suis là. Quoi de neuf ?
Debbie-la-commère :	Burke est en vie. Il a une blessure par balle à l'épaule. Il est stable maintenant mais a perdu beaucoup de sang. Il ne peut plus bouger la main.
Joe-je-sais-tout :	Oh là !
Debbie-la-commère :	Eh oui…

Joe-je-sais-tout : Mais... il se rétablira vite ?

Debbie-la-commère : Le chef et Mamour sont avec lui en ce moment...

Joe-je-sais-tout : Il faut qu'il se rétablisse !

Debbie-la-commère : C'est un peu tôt pour le dire.

Joe-je-sais-tout : Eh, Deb ! Que puis-je faire ? Tu vas veiller toute la nuit ? Tu veux que je fasse un saut chez toi pour nourrir Skittles ?

Debbie-la-commère : Ce n'est pas tout...

Joe-je-sais-tout : Il y a pire ?

Debbie-la-commère : J'en ai peur... Denny est censé recevoir un cœur cette nuit.

Joe-je-sais-tout : Quoi ? Mais c'est génial ? Oh ! Oh, non ! Burke vient de se faire tirer dessus... !

Debbie-la-commère : Et...

Joe-je-sais-tout : Et quoi ?

Debbie-la-commère : J'ai un mauvais pressentiment... Mes tripes me disent que...

Joe-je-sais-tout : Elles disent quoi, tes tripes ?

Debbie-la-commère : C'est juste que... Izzie m'inquiète.

Joe-je-sais-tout : Elle... t'inquiète ? C'est-à-dire ?

Debbie-la-commère : Ah, merde... Burke va mal... Joe, je dois y aller !

Joe-je-sais-tout : Mais... ?

Debbie-la-commère – déconnexion à 11 h 49

Où sont passés tous les lèche-bottes ?

Vous connaissez la remarque, « C'est trop calme… »

Eh bien, ici aussi, c'est trop calme…

Tout le monde est tendu à craquer. La femme du chef est là, Adele, avec sa nièce. Une gentille fille. Elle a dû couper court à un bal d'étudiants car… eh bien… on dirait que son cancer, après une phase de rémission, revient en force… Pauvre petite. Elle qui voulait juste s'amuser… Et la voilà coincée à l'hôpital, à entendre son oncle et sa tante se quereller…

Quant au docteur Burke… On ne croirait pas qu'il vient de se faire tirer dessus – et qu'il a de graves lésions nerveuses au bras et à la main ! Je ne peux même pas imaginer ce que deviendrait l'hôpital sans lui – mais j'anticipe. Burke a dit que Shepherd l'opérerait, et que tout irait bien. Alors… il le faudra !

Seulement… j'ai observé Shepherd du coin de l'œil aujourd'hui. Il n'est plus lui-même. Il n'arrête pas de vérifier et de re-vérifier tous les dossiers de Burke… Je crois qu'il est nerveux. À la perspective d'opérer… si ça tournait mal. Auquel cas, Burke ne pourrait plus jamais exercer ses talents de chirurgien.

Quant à Bailey… tout cela l'a éprouvée. Voir Burke au fond d'un lit de l'hôpital… C'est toujours dur quand l'un des vôtres est touché…

Une seconde ! Bailey s'est mise à râler à propos de… Ah, je l'entends crier : « Où sont passés tous mes *lèche-bottes* ? » Ma parole, elle a raison ! Où sont passés tous ses lèche-bottes ? Ses internes ?

Et pourquoi Cristina ne veille-t-elle pas sur Burke ? Elle avait en charge la Trauma n°2 tout à l'heure – enfin, il y a de ça un bout de temps déjà… Et Meredith ? Je ne me rappelle plus quand je l'ai vue pour la dernière fois… Ou George ou même Izzie, à la réflexion. Pas depuis… Oh, Dieu ! Pas depuis…

… Qu'ils fonçaient dans le couloir, peu avant qu'on ne prenne Burke pour cible…

Oh, non ! Ça va faire mal… !

Interrogatoire

J'avais raison…

Quelqu'un a coupé le tube de l'appareillage cardiaque de Denny, histoire que son cœur se détériore encore, que sa greffe devienne urgente et qu'on lui attribue le *tout nouveau* muscle cardiaque… Ce qui a marché comme sur des roulettes. Mais à quel prix ? Comment croire que quelqu'un – *n'importe qui* – puisse s'abaisser ainsi… C'est impardonnable !

Je pense que nous avons tous notre petite idée sur l'identité de… *la* coupable. Mais qui ira le prouver… ?

La bonne nouvelle, c'est que… la greffe a très bien réussi. Denny réagit bien à son nouveau cœur…

Mais – et croyez-moi, je n'exagère pas – le prix à payer va être faramineux !

Aucun des internes impliqués – Yang, Grey, Stevens, O'Malley et jusqu'à Karev – ne desserre les lèvres pour l'instant. Tous refusent de parler. Le chef a donc pris sa journée pour avoir un entretien individuel avec chacun d'eux. Histoire de voir lequel il arrivera à pousser dans ses derniers retranchements…

Je suis en poste non loin du bureau où se déroulent les interrogatoires…

Le premier à passer sur le grill est Karev. Ça fait même un bout de temps qu'il est là et… Oh, le revoilà ! Il a dû sortir en trombe car il a le souffle court et le rouge aux joues… Mais non, il paraît encore trop imbus de lui-même pour avoir craqué sous la pression. Je doute que le chef ait réussi à lui soutirer quoi que ce soit. Une minute… Le voilà à son tour, justement. Il secoue la tête, l'air très contrarié.

Non, décidément… Il n'a pas réussi à intimider Karev.

Il parle à Patricia. On dirait qu'il cherche Cristina Yang maintenant…

Plus tard…

Ça fait un bon moment qu'ils sont en tête à tête. À peu près le temps qu'a duré le premier interrogatoire avant que Karev ne sorte en trombe… C'est redevenu bien calme… Un instant plus tôt, on aurait dit que Cristina élevait la voix.

La porte s'ouvre. La voilà sur le seuil… Que dit-elle ? Ah… « Je vous répondrai si vous me révélez comment vous faites pour être aussi dur, chef. Comment ? »

Mince ! Il vient de la chasser du bureau ! Et elle a l'air…

… Plus troublée que jamais. Même en qualité de patiente, elle se montrait plus coriace que ça, en effet ! Oh, Dieu… Je crois qu'elle pleure.

Encore plus tard…

Oh… Izzie vient de surgir à son tour du bureau des interrogatoires… et de filer, avant que le chef n'ait le temps de la rattraper. Que se passe-t-il maintenant ? Elle m'a parue bien trop contente pour avoir admis quoi que ce soit d'incriminant…

Je ne l'avais même jamais vue aussi… évaporée ! En ouvrant la porte à la volée, elle a crié (comme si une évidence venait de s'imposer à elle) : « C'est mon tour… C'est *mon* tour ! »

Et elle a foncé droit vers (quoi d'autre ?) la chambre de Denny.

Seigneur, le chef a l'air lessivé… Et perplexe. Mais surtout vidé.

Comme s'il était sur le point de craquer ! Je ne l'envie pas en ce moment… Tout cela n'a rien de drôle pour lui.

Toujours plus tard…

OK. George se trouve dans cette salle depuis *très* longtemps… Quasiment deux fois plus que les autres. Je serais presque encline à croire qu'il se livre en ce moment même à une confession complète – seulement…

Tous ceux qui longent la salle affirment qu'il ne s'y passe rien. Qu'ils n'entendent *personne* parler… Pourtant, je sais que le chef et O'Malley s'y trouvent en ce moment ! Et la salle n'a pas d'autre issue. Si l'un des deux était sorti, nous l'aurions vu, alors…

Que diable se passe-t-il là-dedans ?

Ah, la porte s'ouvre… Revoilà George et… Oui ! Il sautille presque, comme s'il n'avait plus un souci au monde. On dirait que le chef n'a pas réussi à le faire craquer non plus… Intéressant.

Entre-temps, Meredith est restée assise près de moi. À attendre.

Webber vient de passer la tête par la porte entrouverte… et d'appeler Meredith.

Vous auriez dû entendre le soupir qu'elle a poussé avant de se lever. Bon Dieu, ce que je ne donnerais pas pour être une mouche…

Encore et toujours plus tard…

Ça fait une éternité que Meredith est là-dedans. Il s'agit de loin de l'entrevue la plus longue… Et *je* peux dire qu'elle parle ! Sur un ton très insistant… On n'est pas loin de la confrontation caractérisée.

J'ai comme dans l'idée qu'il n'est pas question de Denny, en fait. Ou de l'appareillage cardiaque. Et que Meredith a eu trop de temps pour réfléchir – à tout ce qu'elle avait sur le cœur, et qui l'étouffe…

Par exemple, je sais que l'état de santé de son chien la tracasse. L'animal dont Mamour et elle se partagent la garde, devrais-je plutôt dire. Celui que Finn devra piquer…

Oublions l'affaire « Denny ». Ça suffirait déjà à inspirer des soupirs à cœur fendre…

Quoi qu'il en soit, le fait est que…

Oh ! Voilà une première ! *Le chef* vient de quitter la salle… *avant* Meredith ! Et il semble singulièrement pressé. Oh là… ! Quelle mouche le pique ? Que lui a-t-elle donc dit pour le mettre dans cet état ?

Et Meredith, sur le seuil… qui le regarde partir.

Voilà qui met un terme aux interrogatoires, pas vrai ?

Il était une fois un bal de promo…

Donc, nous sommes tous réunis, à nos postes respectifs. À gérer de notre mieux l'afflux de malades et de blessés… Alors que le pôle infirmier du deuxième étage vient d'être réquisitionné pour un *bal de promo* !

Bon, j'ai bien pigé que le chef avait des différends à régler avec sa femme… J'ai même compris qu'en raison de ces querelles conjugales, il n'a pas d'autre choix finalement que d'accéder aux exigences d'Adele… Quitte à improviser en plein hôpital une fête de promo pour sa nièce malade !

Mais… au nom de tout ce qui est sacré, faut-il absolument que cette fiesta entraîne la fermeture de *mon pôle infirmier habituel* ?

Me voilà donc reléguée à l'étroit, près des ascenseurs, avec vue plongeante sur les étoiles scintillantes du décor, les ballons gonflés à l'hélium et les flashs qui crépitent… Vue d'ici, la boule disco à facettes est superbe… mais bon !

Les échos de la fête et son éclat me narguent ! Moi qui reste assise là, dans mon « bocal », à faire semblant de travailler…

Et comme si ça ne suffisait pas, je porte des collants car j'aurai deux heures à tuer cette nuit entre deux tours de garde. Donc… j'irai à la fête, moi aussi ! Je porte du lamé, un soutien-gorge pigeonnant *et* ces satanés collants qui me gênent…

Quoi qu'il en soit, alors que j'ai attendu toute la journée de pouvoir enfin aller lamper du punch et épater mes collègues avec des danses chouettes, j'ai pris l'initiative de collecter quelques anecdotes de promo, justement.

Mes collègues et moi en avons à raconter ! Que puis-je ajouter… ? C'est très calme, alors ce sera de toute façon plus amusant que de mettre les dossiers à jour…

Je me rappelle mon bal de promo… Quelle vision j'offrais dans ma robe jaune d'or avec un corsage en guirlande de pâquerettes ! Mon cavalier s'appelait Peter ou… Une minute ! N'était-ce pas plutôt Stanley ? Bref, il avait tout l'air d'un jeune Robert Redford (si vous êtes trop jeune pour comprendre une telle référence, croyez-moi sur parole, Redfort était *sexy en diable !*) Parfait…

Enfin, tout était parfait jusqu'à ce que mon cavalier – Mike? – décide qu'il avait là l'occasion idéale pour révéler son homosexualité latente… Il m'a donc plaquée pour sauter au cou du disc-jockey ! Au fond, ce n'aurait pas été si dramatique si… s'ils n'avaient pas *aussi* sauté dans la limousine en me plantant en pleine fête, dans ma robe jaune d'or… J'ai dû appeler un taxi pour rentrer de mon propre bal de promo.

Eh oui… En y repensant, je dois dire que la promo, ça craint !

Les anecdotes de bal de promo du Seattle Grace

Izzie Stevens

« Au petit poil dans une longue robe de bal balayant le sol... »
Oh, *waouh* ! J'adorais les bals de promo... Mon cavalier était l'ailier droit de l'équipe de football et bon... notre lycée ne roulant pas sur l'or, nous nous étions contentés de décorer le gymnase pour l'occasion. Avec une armada de ballons, de serpentins, de banderoles... « Harmonie en rose », style... Qu'est-ce qu'on s'est amusés ! C'était génial. Presque autant que la soirée qui s'annonçait grandiose... Vous ai-je dit que Denny m'a demandée en mariage ? Vous entendez ? Il veut *que je l'épouse* ! Je suis tellement excitée... ! Bailey m'a pratiquement chassée de sa chambre parce que... bon... Je reviendrai aux heures de visite. Je rentre de ce pas à la maison essayer toutes les robes de mon armoire jusqu'à ce que je trouve celle de mes *rêves* et que je revienne la montrer à mon... fiancé ! Denny ! OK, j'y vais. Je file me changer *tout de suite* !

Cristina Yang

« Vous surprendra certainement avec ses pas de danse à la promo »
Eh oui... Mon cavalier était une catastrophe ambulante ! Ma mère m'a obligée à y aller – au bras de ce sombre abruti : le fils de sa meilleure amie qui, à ce jour (j'en jurerais !) n'est jamais vraiment sorti avec qui que ce soit ! Mais ce n'est pas le pire... Pour ma part, permettre à ce gamin de sauver la face me convenait. Car, reconnaissons-le, j'ai le sang chaud. *Très* chaud ! Je suis une petite « fiancée de promo » diablement sexy ! Mais une fois dans la salle de fête, cette quintessence de crétin s'est muée en peloteur

de première ! Devant la coupe de punch, il m'a tripotée… devant tout le lycée ! Ensuite, il a vomi… sur ma robe ! Non pas parce qu'il avait trop bu… *Non !* Mais de la nervosité. Il n'avait jamais palpé les seins d'une fille de toute sa vie… Génial. Franchement. Un bal de promo première classe. *Super* génial.

Alex Karev

« Trafiquera très probablement le punch »

Je n'ai pas pu aller à ma fête de promo. J'avais une cavalière, pour qui j'avais acheté un de ces bracelets de fleurs que je gardais au frigo – le marchand m'avait dit de le conserver au réfrigérateur. Ces trucs de promo ne m'intéressaient pas plus que ça, mais ma cavalière, si. Et je l'aimais bien, alors… Hélas, mon vieux s'est pointé au moment où je devais partir la chercher. Il n'était plus revenu à la maison depuis des lustres, et on aurait dit… un rat crevé. Sans parler de son haleine… à tomber raide mort ! Il a réclamé ma mère, refusant de croire qu'elle était encore au boulot (elle assurait les gardes de nuit). Alors, il s'est mis à tout casser dans la baraque et… Bref. Je suis resté. Jamais allé à ma fête. Ni chercher ma nana. D'ailleurs, je ne lui ai plus jamais parlé depuis cette nuit-là. Elle a dû croire à un tour de cochon de ma part, que je l'avais plaquée comme ça et… Elle n'a plus voulu avoir à faire à moi, sous quelque prétexte que ce soit. Tout compte fait, ça valait mieux ainsi. Après tout, je n'étais pas à fond dans toutes ces histoires de bal de promo.

George O'Malley

« Respectera très certainement le couvre-feu le soir de promo »

Je me suis amusé à ma fête de promo. Jusqu'à la fin… Ma cavalière était plus réservée que moi, en réalité. Aussi, j'ai été plutôt surpris qu'elle accepte ma demande. Du coup, j'étais gonflé à bloc. Alors, j'ai sorti le grand jeu : j'avais pour l'occasion la voiture de mon père, et j'ai même loué le smoking le plus cher dans la mesure de mes moyens. La soirée s'annonçait très belle. Et ce fut le cas... jusqu'à la fin, comme je viens de dire. Parce que... bon. Après, il y avait encore cette petite fête de prévue au lycée, histoire d'aller au bout de la nuit. Bref, nous allions faire la foire ! J'allais rester jusqu'au petit matin avec cette fille si cool qui me plaisait, seulement... Dans la voiture, elle m'a demandé de faire un crochet par l'université du coin et de la déposer au dortoir de *son petit ami* ! Le soir même de mon bal de promo ! De *notre* promo ! Alors... je me suis exécuté. Je l'ai déposée. J'ai même attendu pour m'assurer qu'elle entrait dans le bâtiment sans encombre. Parce que... Parce que ! Voilà. Et je ne tiens pas à en parler davantage, OK ?

Callie Torres

« Refusera très certainement de se laisser surprendre à un bal de promo »

De quoi parlez-vous ? J'y suis allée, mec ! Au diable ces attentes stupides d'un garçon idiot qui daignera vous peloter à la première occasion... ! Très peu pour moi ! Je me suis rendue à la fête seule, délibérément. Dans la robe la plus sexy que j'ai pu trouver. Rouge pompier. Et j'ai fait une entrée tardive, selon la mode. Sur la piste de danse, j'ai... dansé. Comme si c'était la fin du monde, et qu'il n'y aurait plus jamais de lendemains... Je me suis éclatée grave ! Surtout que les cavaliers de *toutes les autres* essayaient de me mettre le grappin dessus ! Ça aussi, c'était génial ! Mais soyons clair : même au lycée, les lycéens sont assommants. Et courtauds. (Non, je ne parle pas de *ça* !) Enfin, bref... C'était ma promo. Et voilà que s'annonce une autre de ces soirées. Où je serai de nouveau seule. Car George se comporte en gamin stupide. Leur arrive-t-il un jour de grandir ? Je me le demande... La bonne nouvelle, c'est que j'ai une autre robe super sexy à me mettre. Et maintenant que je suis femme, j'ai même du monde au balcon, figurez-vous ! Super ! Vive les décolletés plongeants !

Meredith Grey

« À très certainement fait le premier pas pour son bal de promo »

Je vous en prie… Je n'y serais pas allée même si vous m'aviez payée ! Ce n'était pas mon genre du tout. Au contraire même ! Toutes ces histoires de promo m'assommaient. Et quand c'est revenu sur le tapis, j'étais déjà prête à l'esquive. Je ne demandais qu'à décrocher mon diplôme, aller à l'université et commencer enfin à *vivre*. Les bals de promo ? Ça ne m'intéressait pas. Vous devez comprendre… Ma mère travaillait dur, et se montrait très exigeante. Elle nourrissait à mon endroit (moi, sa fille unique !) de grandes espérances. Alors, à la moindre occasion, je faisais tout pour contrecarrer ses plans, naturellement. Je me teintais les cheveux en rose bonbon. J'écoutais de la musique *à fond les ballons*. Je rentrais à pas d'heure… Bref, je ne savais plus où j'en étais. Alors que les soirées de promo, elles, pétillent de tous leurs feux, bruissantes et pleines d'espérances… Les gens sont heureux. Moi, j'ai du mal avec les gens heureux. Ils me flanquent les jetons. D'ailleurs, je ne leur fais pas plus confiance que ça. Et dire que je vais à une de ces soirées ! Avec un ancien roi de la fête, qui plus est ! Eh oui… j'en ai fait du chemin depuis le lycée. Depuis ma période punk hargneuse à la tignasse rose… Seulement… Pourquoi ma vie reste-t-elle nulle à ce point ? J'ai l'impression que tout part à vau-l'eau. Mon univers entier me paraît extraordinairement cafouilleux en ce moment. *Pourquoi ?*

Miranda Bailey

« À très certainement dirigé le comité de bal de promo »

Non seulement ça, mais j'ai *aussi* fait partie de la « Cour royale officielle » lors de ma dernière année ! Eh oui… je portais la tiare ! Ne me regarde pas comme ça, Debbie ! Comme si tu allais tomber de ton siège roulant d'infirmière… Je m'investissais *à fond* dans les activités du lycée. Je donnais *tout*. Car je suis ainsi faite. Je donne toujours *tout*. J'avais une robe couleur lavande ornée de perles. Et un chignon vaporeux. Mon cavalier était très grand. J'ai eu du bon temps. Vrai. Cesse de me z'yeuter comme ça ! J'étais le grand manitou de la promo ! Alors, boucle-la et passe-moi plutôt le dossier de mon patient du 2446… *Et que ça saute !*

Preston Burke

« Possédait très certainement son propre smoking »
J'en possède un, c'est exact. Et même deux, en fait. Pendus dans mon armoire, tout beaux, tout propres… Impeccables. Non que je compte en mettre un ce soir. Dommage, d'ailleurs… Ça ferait joliment diversion. Et j'adorerais avoir l'occasion de danser avec Cristina… Mais ce qui vous intéresse, c'est mon bal de promo de lycéen ? Je ne m'en souviens pas tant que ça – une fête typique, j'imagine… Je me rappelle juste ma nervosité, avant le grand soir. Je me faisais des cheveux parce que… je ne savais pas danser. Alors, j'ai sollicité mon oncle. Lui au moins avait le rythme dans le sang. Et… il m'a appris quelques pas. Rien de compliqué. Des pas simples. Toutes les nuits précédant la fête, je me suis entraîné. Je tenais à impressionner ma cavalière. Je ne voulais pas qu'elle me prenne pour un balourd, un idiot ou… En tout cas, ça a marché. Je ne lui ai pas piétiné les pieds, et elle m'a trouvé excellent comme danseur, alors… Debbie ? Merci, au fait. Pour… m'avoir rendu visite. Je sais que vos autres patients vous prennent pratiquement tout votre temps et… Je voulais juste que vous sachiez combien j'apprécie. Vraiment.

Derek Shepherd

« Très certainement le roi du bal de promo »
En fait… non. Je ne l'ai pas été. Je suis allé à plusieurs fêtes de promo – à peu près une par an, je crois, même quand j'étais

en première année. J'ai toujours connu beaucoup de filles plus avancées dans leurs études, ça doit être ça. Mais bref… Je m'amusais bien. Au fond, j'adore porter le smoking ! Je sais, les mecs détestent, en général. Ils le jugent inconfortable, et les chaussures sont trop serrées, ils se font l'effet de pingouins… Pour ma part, j'adore ! Moi qui ne porte pratiquement que la blouse maintenant, raison de plus pour m'habiller quand l'occasion se présente. Un beau costume, bien coupé, bien… classique… Quoi qu'il en soit, toutes les fêtes de promo auxquelles j'ai assisté étaient chouettes. Et je sortais avec de chouettes nanas qui m'ont laissé de chouettes souvenirs… Non, Debbie, je n'entrerai pas dans les détails. Pas question de vous parler de mes beuveries ni de mes coucheries. Pourquoi ? Mais parce que je suis un gentleman, pardi ! Et un gentleman n'ira jamais se vanter de ses conquêtes…

Addison Shepherd

« S'est très certainement envoyée en l'air la nuit de sa promo »

Ah ! Je ne me suis pas envoyée en l'air la nuit de ma promo ! Oh, non ! Sûrement pas… À l'époque, j'étais l'exclue de service avec, pour « soupirant », ce gosse tout maigre qui n'aurait pas pu esquisser un pas de danse pour sauver sa vie… Un désastre ! Et vous auriez dû voir ma robe… Des couches et des couches de taffetas juxtaposées les unes aux autres… Eh, oui… Je n'ai décidément pas couché le soir de ma promo. Je n'y ai d'ailleurs pas eu droit avant des années… Quand celles du lycée étaient déjà loin ! Vous savez que certaines lycéennes ont l'air d'avoir 25 ans et d'autres d'avoir… leur âge ? Et d'autres encore, on dirait des gamines ? Eh bien, c'était mon cas : j'avais l'air d'une gamine. Je me revois encore avec mon zézaiement et mon appareil dentaire… *Voilà* quel genre de fille j'étais au lycée. Franchement… qui aurait voulu d'un thon pareil ?

Messagerie instantanée

Debbie-la-commère – connexion à 1 h 55 du matin

Debbie-la-commère : Tue-moi ! Là, tout de suite ! Mes pauvres pieds ne me porteront sans doute plus jamais...

Joe-je-sais-tout : La soirée t'a plu à ce que je vois ?

Debbie-la-commère : Et la fête bat toujours son plein ! Dis-moi un peu qui a inventé les talons hauts ? Quel crétin a soudain décidé que ça s'imposait ?

Joe-je-sais-tout : Tu ne m'as même pas invité, et ça me fait un peu de peine, si tu veux tout savoir...

Debbie-la-commère : Oh, je t'en prie, je ne savais même pas que j'y resterais plus de quelques instants... Mais une fois que j'y étais...

Joe-je-sais-tout : Tu t'es bien éclatée.

Debbie-la-commère : Eh, oui !

Joe-je-sais-tout : Comment est ta robe ?

Debbie-la-commère : En lamé argent. Ça en jette !

Joe-je-sais-tout : Impudente ! Tu as une photo de promo ?

Debbie-la-commère : Ô Dieu... C'est si bon d'être assise ! Sympa, Olivia, de me remplacer cette nuit...

Joe-je-sais-tout : Tu travailles dur. Tu méritais bien une nuit pour toi...

Debbie-la-commère :	C'est vrai ! Oh, à propos, t'ai-je dit que... Oh, là !
Joe-je-sais-tout :	Quoi ? Cesse de jouer avec mes nerfs comme ça !
Debbie-la-commère :	Il y a un attroupement, près de l'ascenseur...
Joe-je-sais-tout :	Un attroupement ? De quoi ? De beaux mecs en smoking ?
Debbie-la-commère :	Eh bien, tu ne crois pas si bien dire... Il y a Mamour, McVéto, le chef... avec Bailey et Addison...
Joe-je-sais-tout :	Une brochette de gens très séduisants, donc...
Debbie-la-commère :	Ça semble sérieux...
Joe-je-sais-tout :	Sérieux comment ? Oh, à propos... Tu es au courant, pour Denny ?
Debbie-la-commère :	Quoi ? Comment saurais-je quoi que ce soit à propos de... Oh, mon Dieu !
Joe-je-sais-tout :	Quoi ?
Debbie-la-commère :	Denny vient de mourir...
Joe-je-sais-tout :	Alors, tu es au courant ?
Debbie-la-commère :	Non ! J'étais à la fête toute la nuit, mais... j'observe Izzie Stevens, dans sa robe incroyablement belle et... Son expression ! ça ne peut vouloir dire qu'une chose...

Joe-je-sais-tout :	Je suis désolé, Deb'. Je sais que vous vous sentiez tous proches de lui...
Debbie-la-commère :	Je voudrais que tu la voies – elle a l'air tellement... Oh, non ! Oh, non !
Joe-je-sais-tout :	Quoi ?
Debbie-la-commère :	Elle vient d'avouer ! Que c'est elle qui a coupé le tube de l'appareillage cardiaque de Denny !
Joe-je-sais-tout :	Oh, Izzie...
Debbie-la-commère :	Et... non... J'ai dû mal entendre.
Joe-je-sais-tout :	Entendre quoi ?
Debbie-la-commère :	Elle démissionne ! Joe... Izzie Stevens vient de... jeter l'éponge. Elle quitte le programme de chirurgie.

Debbie-la-commère – déconnexion à 2 h 15 du matin

Le début de la fin...

Vous voyez ces nuits où il est impossible de fermer l'œil parce que vous n'arrêtez plus de ressasser ? À tel point d'ailleurs que, de guerre lasse, vous vous relevez et allez vous chercher à boire ?

Eh bien, voilà celle que je vis...

Sans parler de mes pieds gonflés et couverts de cloques qui me tuent... Aussi mignons que soient mes escarpins à bride arrière argentés, ils ne sont pas faits pour danser avec pendant des heures...

Mais ce n'est pas ce qui me tracasse. Je suis rentrée de l'hôpital il y a des *heures*, et je n'arrive toujours pas à réaliser...

Burke s'est fait canarder. Shepherd a pratiqué sur lui une

opération de neurochirurgie – sans garantie que Burke puisse recouvrer toutes ses facultés de chirurgien... Dingue. Comment, en une seule nuit pratiquement, peut-on passer du statut de chirurgien vedette très dynamique à celui de patient à la dextérité compromise ?

J'ai fait un crochet par sa chambre avant de rentrer, et j'y ai vu Cristina – en robe de bal de promo. Elle lui tenait simplement la main... sans parler. Ils restaient comme ça...

Beaux et tristes à la fois... J'espère qu'elle saura l'épauler durant cette épreuve. Car quelque chose me dit que... il n'est pas au bout de ses peines.

D'après Joe, il y aurait aussi du nouveau du côté de Callie Torres. Apparemment, elle a ouvert son cœur à George, lui a dévoilé ses sentiments... et n'a pas obtenu d'écho. Ça, ça fait mal.

Mais ce n'est pas tout... Selon Joe là encore, Callie a surpris cette nuit un couple très occupé, dans une des salles d'examens (Elle était à la recherche de sacs d'hydrosol polyvitaminé en perfusion). On ignore pour l'instant l'identité de nos amoureux...

Et il ne pouvait s'agir de *n'importe qui* – sinon, on s'en ficherait pas mal, n'est-ce pas ? Pour quelle raison Callie s'en préoccuperait-elle, à moins que... ? Joe m'a convaincue que c'était sûrement Meredith et Derek, mais... je ne sais pas. Sont-ils prêts à s'engager ainsi, après tout ce par quoi ils en sont passés cette année ? Veulent-ils vraiment que leur relation progresse de cette façon ?

En tout cas, quand on m'a bipée cette nuit, il se tramait décidément quelque chose entre eux deux... Bipée pour aller aider Olivia à préparer le corps de Denny, avant son transport à la morgue. Il y a de quoi vous briser le cœur...

Voilà ce qui me hante depuis des heures, en fait. La vision qui refuse de s'estomper chaque fois que je ferme les yeux... Le plus drôle, c'est que je n'y ai pourtant pas assisté. Non, j'ai en tête la description d'Olivia. Elle m'a parlé d'Izzie, dans sa belle robe de promo rose, allongée près de Denny.

Elle refusait de s'écarter. Il était mort et elle restait là, sans vouloir le lâcher. Elle ne le *pouvait pas.* Jusqu'à ce qu'Alex – lui-même – réussisse à l'entraîner à l'écart… En la soulevant dans ses bras, tout simplement. À son tour, il ne l'a plus lâchée. Il l'a laissée pleurer tout son soûl. Dans ses bras.

Et voilà que je fonds de nouveau en larmes, moi aussi… Moi qui croyais ne plus en avoir à verser…

Izzie a donc quitté le service cette nuit. Elle assume les pleines responsabilités, pour Denny et… voilà. Elle a dit qu'elle n'était pas chirurgien. Que ce serait au-dessus de ses forces.

Puis elle s'en est allée, ses jupons balayant le sol derrière elle, Alex et George sur les talons… Ce qui me ramène à…

… Meredith. Prise entre Finn, qui a tout de suite senti qu'elle avait besoin de rentrer chez elle pour rejoindre Izzie (et qui était prêt à la ramener en voiture)…

… Et Derek, qui n'avait d'yeux ni pour Izzie, ni pour sa femme mais seulement pour elle, Meredith… J'ai tout vu. Il n'a pas bougé, il a simplement incliné la tête de cette façon qui le caractérise et… a murmuré son nom.

Si bas que je ne l'ai presque pas entendu, mais…

C'était évident… Meredith était tiraillée entre ces deux hommes en smoking.

Alors, quelque chose s'est peut-être produit entre Mamour et elle cette nuit… Et il faut maintenant choisir… Peut-être…

Comme je disais, j'ai la tête qui tourne tellement je ressasse tout ça. Je n'ai que des questions – et pas de réponses. Je devrais dormir, je sais. Surtout que la première garde matinale est pour moi. Et à la minute où mon réveil sonnera, d'ici quelques heures à peine, je regretterai encore d'avoir étoffé mon blog en pleine nuit au lieu de me reposer…

Alors, voilà… Infirmière Debbie, terminé – pour maintenant. Je reviendrai très bientôt avec d'autres ragots adorés bien croustillants en direct du Seattle Grace.

GREY'S ANATOMY

Confidences de comptoir

GREY'S ANATOMY

Confidences de comptoir

Fleuve Noir

Titre original :
Overheard at the Emerald City Bar
écrit par Chris Van Dusen

Traduit de l'américain par Michèle Zachayus

Touchstone Television

ISBN : 978-2-265-08558-9

GREY'S ANATOMY

Confidences de comptoir

Bienvenue dans la Cité Émeraude

Dans un secteur proche de l'hôpital Grace de Seattle, les médecins n'ont pas recours aux antibiotiques ou aux bistouris pour sauver des vies. Ils n'utilisent pas de la pénicilline, mais de la tequila. Et les vies qu'ils sauvent, ce sont les leurs. Je veux parler de l'*Emerald City Bar*... ou *bar de la Ville Émeraude*... OK, à proprement parler, mon établissement ne fait pas partie du Seattle Grace. Mais à voir les docteurs défiler sur le pas de ma porte, vous jureriez le contraire.

Permettez-moi de me présenter : Joe, propriétaire et mixologue en chef de l'*Emerald City Bar*. En sortant du Seattle Grace, il suffit de traverser la rue et c'est en face. Vous savez, l'endroit où les gens retrouvent ceux qu'ils aiment bien pour papoter... tout en apprenant à supporter ceux qu'ils n'aiment pas.

Quand j'ai décidé d'ouvrir un bar, j'ai écumé Seattle à la recherche de l'emplacement idéal. Capitol Hill, siège du Sénat, comptait déjà trop de cafés, le quartier de Belltown grouillait de touristes, et la zone universitaire était aussi exclue. Pas question que *mon* établissement se transforme en QG estudiantin. Non. L'emplacement parfait pour inaugurer l'*Emerald City Bar* était face au Seattle Grace, de l'autre côté de la rue.

Mon petit doigt m'a alors dit qu'un bar à deux pas de l'endroit où on bossait dur attirerait indubitablement des gens qui mettraient aussi toute leur énergie à se détendre. Mon sens aiguisé des affaires, j'imagine... Ou alors, je savais que les programmes

de formation de l'hôpital poussaient les gens à boire. Eh, j'aime à soutenir mes amis dans les épreuves !

Les internes, les infirmières, les titulaires – fichtre, même les patients ! –, tous viennent faire leurs tournées au bar. Certains plus que d'autres... Et par « certains », comprenez les internes... Surtout ceux de première année. Eh, mec ! ceux-là passent leur temps ici. Mais j'admets qu'avec eux, on ne s'ennuie vraiment pas !

À la réflexion, un barman a beaucoup en commun avec un interne. Enfin, si on veut... Mais servir à boire *peut* parfois devenir une question de vie ou de mort. Sans blaguer. Essayez un peu d'alléger la dose de tequila dans la Margarita d'un interne... vous verrez vite le résultat. Nos internes se présentent dans mon bar après de longues journées épuisantes passées à sauver des vies et, disons, à éviter les erreurs autant que faire se peut. Car si ces types se trompent, quelqu'un finit à la morgue. Vous parlez d'un stress ! Quand ils commandent une Margarita, c'est ma vie qui dépend du résultat. J'ai tout intérêt dans ce cas-là à ne pas lésiner sur les doses !

Naturellement, mon boulot ne se limite pas, en préparant les boissons, à réfrigérer les verres, il faut aussi mélanger, mixer, filtrer... Oh, et puis il y a l'écoute. Ah, oui, l'écoute... Les gens me confient ce qu'ils ont peur d'avouer à leur épouse, leur psy ou leur mère. Je les écoute dans leurs moments de grande vulnérabilité. Toute la nuit, je leur prête l'oreille. Qui s'envoie en l'air dans la salle de garde ? Quel docteur se paye quelle infirmière (ou lesquelles) ? Qui ne peut échapper à son destin de « 007 » ? Qui joue les garces ? Les crétins de service ? Les coureuses ? J'écoute. J'écoute tous les ragots, je suis à l'affût de toutes les rumeurs et j'apprends tous les secrets.

Ici, à l'*Emerald City Bar*, j'entends parler de tout ce qui se passe de l'autre côté de la rue, dans ce grand hôpital rutilant et bruissant de commérages. Et ce que je n'apprends pas de la bouche même de mes clients, ma meilleure amie, l'infirmière Debbie, me le confie. La reine des ragots... Je l'adore !

OK.

Je m'arrête une minute, juste le temps d'être un peu honnête avec vous. Mince alors, à qui irai-je faire croire ça, mec ? J'en suis arrivé au point de rupture ! Un homme a ses limites, bon sang ! En fait, je pense que je commence à intérioriser les problèmes de tout le monde et au fond, ce n'est vraiment – mais alors vraiment – pas recommandé !

J'ai besoin de colporter les ragots, de répandre la rumeur, de me soulager de tous ces secrets... Désolé, mais *il faut* moi aussi que j'en parle à quelqu'un – des problèmes d'alcool du docteur Taylor. *Il faut* que j'arrête de penser aux infirmières Taryn et Kristi ainsi qu'au docteur Johnson qui ont fait des cochonneries dans la salle de garde samedi soir au lieu de vérifier l'état du patient de la chambre 3214, car ledit patient faisait un arrêt cardiaque !

Oh ! là... OK ! Je me sens *tellement* mieux... Ce qui me ramène à mon... blog. J'ai décidé d'ouvrir le mien parce que je n'ai pas les moyens de me payer une thérapie. Oui, l'*Emerald City Bar* marche bien, mais pour ce qui est de laisser les ardoises de mes clients s'allonger, je crains justement d'être un peu trop généreux là-dessus. Alors, ce blog, c'est ma thérapie. En ce qui me concerne du moins. Ça me permet de garder la tête sur les épaules. Et de veiller à ma santé. D'évacuer tout ce que j'entends à longueur de temps et de rester normal. Sérieux. Préparer les boissons, c'est tout un art. Comment je ferais si je me retrouvais en camisole de force, hein ?

Bref, sur mon blog, je peux dire ce que j'ai sur le cœur. Et après avoir écouté les problèmes de tout le monde, c'est exactement ce dont j'ai besoin. En outre, ça m'amuse de tenir un blog. Tout déballer tel quel, ça me chante, j'en retire du plaisir ! Et peu importe qui lira ces lignes. OK, on vous dira que mélanger plaisir et affaires n'est jamais bon. Mais quand votre siège de bureau est un tabouret de bar, difficile de l'éviter...

TOUT SUR JOE

NOM :	Joe
ÂGE :	33 ans
ACTIVITÉ :	propriétaire et mixologue en chef de l'*Emerald City Bar*
VILLE NATALE :	Duvall, Washington (juste à la périphérie de Seattle)
BOISSON FAVORITE :	Irish Car Bomb
BOISSON DÉTESTÉE :	La bière « light »
PLAT FAVORI :	Pilons de bison épicés
PLAT DÉTESTÉ :	J'y réfléchis encore
PASSE-TEMPS ET CENTRES D'INTÉRÊT :	Écouter les gens me confier leurs soucis, préserver le calme, prévenir la bagarre et évacuer les tensions grâce au billard américain ou au jeu de fléchettes, dorloter les employés pompettes du Seattle Grace, contrôler le flot d'alcool avec tout le doigté d'un pro de la télécommande… J'aime aussi le cinéma, la télévision, l'exercice physique (à petites doses) et à peu près toutes les activités au grand air.
À PROPOS DE MOI :	Génie en devenir…

Messagerie instantanée

Joe-je-sais-tout – connexion à 3 h 12 du matin

Joe-je-sais-tout :	Dis-moi que tu n'es pas couchée...
Debbie-la-commère :	Bien sûr que non ! Tu sais bien que je ne peux pas dormir cette nuit. Je suis bien trop excitée pour demain !
Joe-je-sais-tout :	Tu m'étonnes... Je viens de voir deux des petits nouveaux.
Debbie-la-commère :	Génial ! La veille de leur première garde ? Autrement dit, j'aurai demain deux novices qui auront un bon coup dans l'aile...
Joe-je-sais-tout :	Eh oui... Ils se sont pointés juste derrière toi.
Debbie-la-commère :	MDR ! Après la soirée de présentation des internes, certains d'entre eux avaient encore besoin de s'imbiber ? Mauvais signe...
Joe-je-sais-tout :	C'est fou, hein ? Ils ne se doutent de rien...
Debbie-la-commère :	Ils n'ont pas idée, jamais...
Joe-je-sais-tout :	Tous ces petits jeunes frétillants... unis dans leur peur du « Tyran »...
Debbie-la-commère :	J'adore quand ils tombent sur Bailey pour la première fois !
Joe-je-sais-tout :	Eh, eh ! Oh... Tu vas aussi adorer Alex...
Debbie-la-commère :	Qui ça ?

Joe-je-sais-tout :	Le crétin de première de la confrérie...
Debbie-la-commère :	MDR ! Je vois ça d'ici...
Joe-je-sais-tout :	Promets-moi de me faire signe dès que tu lui auras administré un bon lavement des familles !
Debbie-la-commère :	Promis.
Joe-je-sais-tout :	OK, je me déconnecte.
Debbie-la-commère :	Bonne nuit, Joe.

Joe-je-sais-tout – déconnexion à 3 h 23 du matin.

L'été

Au cas où vous vous seriez demandé un jour pourquoi on vous avait recommandé de rester loin des hôpitaux l'été, je vais vous le dire : les internes, voilà pourquoi. Vous voyez, l'été, c'est précisément la saison pendant laquelle des hordes de nouveaux internes se mettent à envahir les hôpitaux aux quatre coins de la nation. Hier encore, ces gosses griffonnaient distraitement sur leurs calepins tandis qu'un chargé de cours leur expliquait la différence entre les veines et les artères. Aujourd'hui, ils vous prennent le pouls, et vérifient votre tension artérielle tout en attendant la première occasion de vous ouvrir le crâne en deux, histoire d'avoir un aperçu de votre cerveau...

Ça fout plutôt les jetons, hein ?

Eh bien, pour ceux d'entre vous qui s'apprêtent peut-être à se faire hospitaliser, mais pas pour moi. En réalité, *j'aime* assez lorsque nos jeunes cabots entament leur internat... Sans doute parce que avoir vent de tous les racontars et les scandales qui agitent l'hôpital d'en face, le Seattle Grace, me procure un vif plaisir. La belle saison peut bien marquer une recrudescence du taux de

mortalité en milieu hospitalier, elle n'en signale pas moins l'avènement de toute une nouvelle ère de bons vieux ouï-dire à n'en plus finir... qui constituent, eh bien, mon fonds de commerce! En vérité... quel meilleur endroit pour venir répandre les bruits de couloir d'un hôpital que le bar du coin?

Dès demain matin, une nouvelle cohorte d'internes investira l'hôpital dans un grand vent de folie! Et je peux déjà prédire que ce sera une fameuse bande d'agités qui prendront sûrement part à tout un tas de drames – qu'ils auront d'ailleurs contribué à créer... Merveilleux. Juste le genre que j'adore...

Cela dit, à la veille de l'entrée en scène d'un nouveau groupe d'internes, avant que nos jeunes héros n'entament leur première garde de quarante-huit heures, j'ai l'habitude de ne voir que des visages familiers. Dans un coin, il y aura l'infirmière Debbie et sa coterie, ailleurs, un ou deux internes, plus loin, un titulaire... Une interne de première année n'a jamais (je dis bien *jamais*) décidé de se prendre une biture dans les grandes largeurs à la veille de son premier jour au Seattle Grace.

Jusqu'à maintenant.

Eh oui, une jolie petite blonde du nom de Meredith s'est pointée ce soir et s'est installée au bar. Elle était déjà bien pompette en arrivant... Apparemment, elle venait de quitter la soirée de présentation annuelle des internes de première année du Seattle Grace. Et *là*, j'ai brusquement cessé de lui verser la tequila qu'elle venait de commander... *Quoi?* Cette minette, une *interne*? À la *veille* de prendre son poste à l'hôpital? Par tous les diables, que venait-elle faire dans mon bar à commander des rasades de tequila ce soir-*là*?

Meredith avait-elle bien intégré le concept d'une garde de quarante-huit heures? Ou cela lui échappait-il encore? Avait-elle seulement entendu parler du fameux docteur Bailey, et de la raison pour laquelle le surnom de « Tyran » lui colle à la peau? Dès le lendemain matin, Meredith serait poussée dans ses derniers retranchements, et peut-être bien qu'elle s'en fichait. Ou

qu'elle angoissait au contraire, ce qui expliquerait qu'elle ait exigé sa dose de tequila… C'était sûrement ça. Et à ce moment-là, je me suis dit que cette fille me bottait. Oui, décidément, elle me plaisait.

Toute la nuit, les mecs l'ont reluquée. Mais un seul a vraiment retenu son attention. Un type en chemise rouge avec une remarquable… chevelure. Je l'admets, il était plutôt charmant. J'ignore encore qui c'est, mais… très sympathique, le gars. Il a commandé un double scotch pur malt. Une minute, Meredith et notre ami riaient ensemble. La suivante, ils s'étaient éclipsés. Où ont-ils pu se volatiliser, hein ? Quelqu'un a une idée ?

Plus tard, un *autre* interne de première année s'est présenté au bar. Celui-là, c'est Alex. Imaginez un peu : un confrère qui a grandi trop vite, originaire de l'Iowa, et vous avez Alex. Force est de reconnaître qu'il m'a bien diverti, celui-là. Il est carrément drôle dans son genre ! Il n'arrête pas de faire du gringue à toutes les infirmières. Eh oui, un homme à femmes, un vrai de vrai… Alex m'a demandé de lui ouvrir un compte, lui aussi – et d'ailleurs, il n'a toujours pas réglé son ardoise. Le petit salaud a dû rentrer chez lui avec une des infirmières qu'il ne cessait de déshabiller du regard, je suppose. Mais peu importe. Mon petit doigt me dit qu'il reviendra plus d'une fois traîner dans mon bar…

Bon, sérieusement… De toute évidence, ces types n'ont pas idée de ce qui les attend. Parce que sinon, laissez-moi vous dire qu'ils se seraient soigneusement abstenus de lever le coude jusqu'à pas d'heure ! C'est triste, au fond… Amusant, oui, mais terriblement triste aussi… Si les deux internes de première année que j'ai servis ce soir sont représentatifs de leurs jeunes collègues, cette année promet beaucoup en matière d'histoires mémorables… Et vous savez quoi ? Je brûle déjà de voir ça ! Ah, la belle saison… qui vient à peine de commencer !

Quarante-huit heures plus tard

Quoi de plus fou que de voir des internes de première année débouler dans mon bar la veille de leur première garde de quarante-huit heures ? Eh bien, les revoir arriver juste *après* ces fameuses premières quarante-huit heures… ! On penserait qu'au bout de deux longues journées éreintantes passées à courir au labo, à assurer les touchers rectaux et en somme, à sauver des vies, à leur place, vous ne vous précipiteriez pas bille en tête à l'*Emerald City Bar*… Pas vrai ?

Eh bien non, *pas* pour l'un d'entre eux au moins : j'ai nommé Alex Karev.

Je viens de vous parler de lui, cet idiot porté sur le flirt… Je *savais* qu'à la première occasion, il rappliquerait, l'animal ! Seulement, je ne m'attendais tout de même pas à le revoir si vite. Sa garde n'est pas plus tôt terminée qu'il vient s'enfiler une autre bière ! Réglé comme du papier à musique… Alex, le hussard… On ne peut que le trouver sympathique, que voulez-vous !

Entre tout ce que l'infirmière Debbie et Alex m'ont dit, je pense avoir une bonne idée de ce qui se passe au Seattle Grace. Il s'avère que l'hôpital s'est doté d'un tout nouveau « 007 » – vous savez, « permis de tuer »… Un autre pauvre bougre répondant au nom de George O'Malley. Eh oui, il en fallait bien un pour mettre en danger la vie de son patient… Cette année, c'est tombé sur George. Quand il se décidera à venir faire un tour à l'*Emerald City Bar* lui aussi (et c'est inéluctable, vous le *savez* aussi bien que moi, *tous* les internes passent par là), je crois que la maison lui offrira un verre.

Avec bien d'autres zigotos ce soir, Alex n'a cessé de parler d'une certaine Izzie, une collègue. Apparemment, les aspirations de cette ex-mannequin en lingerie fine ont légèrement changé quand elle a décidé de devenir docteur. Ha, ha! Que dites-vous de ça ? Incroyable, non ? Celle-là, il faut vraiment que je la rencontre ! Izzie Stevens… Elle a troqué ses sous-vêtements Bethany

Whisper contre une paire de blouses bleues seyantes du Seattle Grace… En voilà, un oiseau rare!

J'ai demandé à Alex si d'aventure il avait croisé l'autre interne que j'ai vue ici à la veille du grand jour… Meredith. Eh bien, il s'avère qu'il l'appelle « infirmière Grey ». Et il trouve visiblement ce surnom bien plus rigolo que moi. En y repensant d'ailleurs, mon petit doigt me dit que notre Alex n'est pas très apprécié à l'hôpital… Le type est un vrai crétin, au fond, n'ayons pas peur des mots. Je me gêne d'autant moins qu'il connaît le fond de ma pensée. Je l'ai déjà traité de nigaud en face. Oui, monsieur. Et il s'en balance.

Bref, il s'avère que Meredith a pour patronyme Grey… Comme dans « Elise Grey »… Comme dans quelque méthode chirurgicale très cotée baptisée en l'honneur d'Elise Grey… *Yep!* Je commence enfin à y voir clair. Meredith… La jolie petite blonde qui était là avant-hier soir? Celle qu'on snobe parce qu'elle a pour mère un chirurgien célèbre… Après tout, quel sacré modèle à tenter d'égaler, pas vrai? On peut dire que la fille devra vraiment faire ses preuves avant de se hisser à la hauteur de la mère… Et ça la terrifie. Voilà pourquoi elle était venue ici la veille de sa première garde s'enfiler des tequilas à la louche… Là-dessus, faites-moi confiance – je suis barman. En plus de mon impeccable aptitude à verser la dose parfaite d'alcool dans une boisson, je peux me targuer d'avoir un merveilleux sixième sens à propos des gens et de leurs tracas.

Vous savez, j'espère que je serai amené à revoir Meredith. Eh, une fille qui sait se soûler, rentrer chez elle au bras d'un étranger (aussi charmant soit-il) et puis survivre à quarante-huit heures non-stop livrée aux griffes du docteur Bailey est décidément digne de mon amitié! Oh, et Alex ferait mieux de ramener son sale petit cul de chapardeur ici pour me régler son ardoise. Il n'imagine tout de même pas que son manège a fonctionné, l'animal! Partir sans payer… Crétin…!

Perles de sagesse… en allemand

À l'université, j'ai pris l'allemand en deuxième. Ne me demandez pas pourquoi. Et encore moins de le parler ! Un dicton allemand, « Dienst ist Dienst und Schnaps ist Schnaps » (quelque chose comme ça), signifie littéralement : « Le boulot, c'est le boulot, et le schnaps, c'est le schnaps. » Bon, d'accord, il m'est resté en tête en raison de tout le foin qu'on faisait à propos de la liqueur de schnaps… Eh, à quoi vous attendiez-vous d'autre de la part d'un barman, hein ? Quoi qu'il en soit, vous avez sûrement entendu parler de son équivalent français : « On ne mélange pas le plaisir et les affaires. »

Pourquoi diable suis-je en train de vous soûler maintenant avec mes histoires d'affaires, de plaisir, de dictons et de schnaps… ? Hein ? Et le tout en allemand, s'il vous plaît ? C'est un client particulier que j'ai eu au bar ce soir qui m'inspire cette petite digression. Il venait pour la deuxième fois seulement à l'*Emerald City Bar*, et je me souviens bien de lui pour deux raisons. *Primo*, il a recommandé un double scotch pur malt comme l'autre soir. *Deuzio, c'est lui le mec qui a raccompagné Meredith chez elle la semaine dernière !*

Eh oui… j'ai presque tout oublié de mes années d'allemand. Mais… des clients en chemise rouge adeptes du double-scotch-pur-malt à la tignasse mémorable *qui emballent les mignonnes internes de première année* ? Croyez-moi, ces zozos-là restent gravés dans ma mémoire ! Je me souviens parfaitement de chacun d'entre eux. Et histoire d'épicer un peu plus l'anecdote… Prêts à tout entendre, mes cocos ? Tenez-vous bien : notre lascar est un titulaire du Seattle Grace ! Eh oui, l'hôpital où Meredith travaille. Bref, c'est son boss !

Il s'avère qu'il s'agit du *docteur* Derek Shepherd – emphase sur le titre « docteur ». Au début, il n'était guère loquace. Je voyais bien qu'il avait une idée derrière la tête. Et pas qu'un peu… On en revient toujours à ces histoires de sauteries entre titulaires et internes, que voulez-vous. Mais quoi qu'il en soit, après son

premier verre, il a commencé à se détendre en en commandant un deuxième.

Apparemment, le docteur Shepherd vient juste de traverser le pays depuis la ville de New York pour atterrir ici. Il a quitté une clinique privée ou un truc de ce genre. Une des premières choses qu'il m'ait demandées, c'est si je connaissais le docteur Preston Burke… Ah, le docteur Burke… Notre fameux chirurgien mortellement sérieux qui ne pense jamais à s'amuser ! En fait, il ne vient pas souvent au bar. D'après l'infirmière Debbie, il tient à tout prix à succéder au chef du service de chirurgie Webber dès qu'il partira à la retraite, ça oui ! Voilà ce que j'ai raconté au docteur Shepherd… Et ça ne lui a guère plu, j'imagine, car il a paru un peu gêné en esquissant un sourire. Mon récit n'a pas trop dû l'emmerder, vu le magnifique pourboire qu'il m'a laissé en partant !

Bon, sérieusement… mêler plaisir et affaires ? À éviter à tout prix. C'est dangereux. Idiot. Et, au final, ça vous retombera *toujours* sur le coin de la figure ! À moins que vous ne soyez barman. Une chance pour moi, le plaisir et les affaires vont de pair. Mais si vous êtes par hasard une interne de première année sur le point d'entamer le programme de formation en chirurgie le plus exigeant de ce côté-ci du Mississippi, vous avez tout intérêt – à mon humble avis – à bien séparer les deux surtout, et à éviter de coucher avec votre patron. Enfin… ce que j'en dis…

Je me demande comment ça se passe à l'hôpital entre Meredith et le docteur Shepherd. Était-ce juste une aventure d'un soir, sans lendemain ? Certainement… L'affaire s'est-elle ébruitée ? Oh ! là, une interne qui s'envoie en l'air avec un titulaire… *tss tss !* Moche ! Eh, mec, comment dit-on « les mauvaises nouvelles vont vite » en allemand, déjà ? Je regrette de ne pas m'en souvenir. Parce que c'est exactement ce qui se passe en ce moment au Seattle Grace. Là-bas, les mauvaises nouvelles vont plus vite encore que la propagation d'une MST au milieu de bourreaux du travail sexuellement frustrés (oui, les médecins)… Là-dessus, vous pouvez me croire sur parole.

Messagerie instantanée

Joe-je-sais-tout – connexion à 1 h 12 du matin

Joe-je-sais-tout :	Ainsi donc... Tu n'as rien noté de particulier entre Meredith Grey et le docteur Shepherd ?
Debbie-la-commère :	OK... De quoi parles-tu ?
Joe-je-sais-tout :	Ils ont couché ensemble l'autre nuit.
Joe-je-sais-tout :	Allô ?
Joe-je-sais-tout :	Deb, tu es toujours là ?
Debbie-la-commère :	Shepherd est un titulaire.
Joe-je-sais-tout :	Yep.
Debbie-la-commère :	Grey est une interne de première année.
Joe-je-sais-tout :	Mmmh...
Debbie-la-commère :	Donc, ils n'ont pas pu coucher ensemble. C'est absurde !
Joe-je-sais-tout :	N'est-ce pas ? Et très vrai aussi.
Debbie-la-commère :	D'où tu tiens ça ?
Joe-je-sais-tout :	De personne ! Je l'ai vu de mes yeux lorsque...
Debbie-la-commère :	Tu les as vus s'envoyer en l'air ? Vraiment, Joe, tu ne crois tout de même pas...
Joe-je-sais-tout :	Non, je ne les ai pas vus faire ! Je t'ai dit que Meredith était au bar l'autre nuit, en compagnie d'un type en chemise rouge.

	Et ce type n'était autre que le docteur Shepherd ! Il se trouvait là ! Et c'est ce que j'ai vu. Mince alors, tout est dans mon blog, tu ne le lis plus ?
Debbie-la-commère :	Minute, papillon ! Tu es sûr et certain qu'il s'agissait bien du docteur Shepherd ?
Joe-je-sais-tout :	Naturellement que j'en suis sûr ! OK, je dois te laisser, le bar va fermer. Apprends un peu à me faire confiance !
Debbie-la-commère :	☺

Joe-je-sais-tout – déconnexion à 1 h 45 du matin.

Un de trop

Ce soir, les affaires ont plutôt bien marché. Personne n'a été trop radin côté pourboires ni n'a cherché les embrouilles. Je n'ai pas eu à faire déguerpir des confrères soûls comme des barriques. Et mieux encore, j'ai enfin vu les quelques internes que je brûlais de connaître : « 007 » et « docteur Top Model ». Oui, George et Izzie. Inutile qu'ils se présentent. Dès que je les ai vus, j'ai su *exactement* qui ils étaient – grâce à l'infirmière Debbie et à ses descriptions d'une criante vérité.

Je venais de servir une vodka tonic lorsque j'ai relevé les yeux et remarqué un type au physique avenant. Penché au-dessus d'une table, il parlait à une infirmière. Enfin… il ne lui parlait pas vraiment… On aurait plutôt dit un long monologue de phrases égrenées sans fin. En clair, il était encore en mode « j'ai besoin de me faire des amis et d'être gentil avec tout le monde au bahut »… Ah, c'était donc lui, George O'Malley.

Une chance pour George, une grande blonde a volé à sa rescousse : elle l'a écarté de la table pour l'entraîner vers le bar. J'ai

vite remarqué que tous les mecs seuls, au comptoir, ont tourné la tête vers la nouvelle venue pour la jauger. Une fille vraiment séduisante. Le type même de beauté qu'on s'attend à voir dans les pages de ces fameux catalogues Bethany Whisper. Oui, Izzie Stevens.

J'ai annoncé à 007 que la maison lui offrait sa première consommation. Puis j'ai dû lui promettre de ne plus jamais le surnommer « 007 ». Il s'avère qu'Izzie ne raffole pas non plus de ce surnom de « docteur Top Model ». J'ai pigé. Bref, quoi qu'il en soit, George et Izzie sont *follement* fendards ! À peine venaient-ils de s'asseoir qu'ils ont tous les deux descendu un Irish Car Bomb ! Des gens épatants, on le voit au premier coup d'œil.

Ils sont venus ce soir à l'*Emerald City Bar* fêter leur nouvelle piaule... Apparemment, ils emménagent avec Meredith. *Three's Company* revient ! (J'adorais cette série.) J'espère que Meredith dispose d'une belle surface. Travailler *et* vivre avec les mêmes gens ? Je n'arrive pas à le concevoir ! Ça m'échappe... Et encore moins quand on vient à peine de faire connaissance, par-dessus le marché. Car on ne sait encore rien les uns des autres, des habitudes de chacun, de ses petites manies... Qui vous dit que vos nouveaux amis n'adorent pas, par exemple, faire trembler la baraque du fond de leur lit collé au mur avec des râles d'extase jusqu'à quatre heures du mat' ? Pendant trente-six nuits d'affilée, et sans la moindre considération pour les autres... ? À propos, ça me rappelle ma camarade de chambrée à l'université. Mais eh, c'est un autre blog, ça !

Tout le monde a besoin d'espace. Surtout avec les collègues. Je n'imagine même pas vivre avec quelqu'un que je côtoierais tous les jours au boulot. Voyons, je ne pourrais jamais cohabiter avec Stan, le livreur d'alcools à l'*Emerald City Bar.* Ni avec Carl d'ailleurs, mon cuistot – même si ses pignons sont les *meilleurs* de tout Seattle. Ah, et je ne pourrais jamais au grand jamais partager une salle de bains – et encore moins une maison – avec DJ ! Il s'agit d'un de mes habitués qui s'alimente exclusivement

des travers épicés de Carl. En fait, je suis vraiment ravi d'avoir ma propre piaule.

Meredith, Izzie et George auront forcément des problèmes. Izzie parlait déjà de refaire la décoration... Et George de nettoyage. Ils n'ont pas tardé à se plaindre de l'exiguïté de leurs chambres. Voyant arriver le moment où la conversation allait prendre un tour houleux, je me suis empressé de leur proposer une autre tournée. Ils ne m'ont pas entendu, tant ils étaient occupés à se quereller. Ah, la vie en communauté, quel pied !

Quand une souris en veston de cuir a plaqué sur mon comptoir son casque de motarde, Izzie et George se sont tus. La discussion très animée à propos de la surface exacte de leurs nouvelles chambres a tourné court. La souris, c'était Cristina (merci encore, infirmière Debbie ! Grâce à elle, j'ai tout de suite su qui venait d'arriver). Et laissez-moi vous dire que Cristina est vraiment un chou à la crème débordant d'amour, un ange irradiant la joie et le bonheur ! En voilà une qui a vraiment l'esprit de compétition – défiant O'Malley aux fléchettes après lui avoir fait honte dans une petite compét' à la tequila ! Je pourrais apprendre à l'apprécier, je crois bien.

Pas de surprise, Cristina a battu George aux fléchettes. Ils ont dû établir un nouveau record : la partie la plus courte de tous les temps ! Très vite, George s'est barré avec Izzie. À mon avis, il était un peu gêné, le pauvre.

Donc, Cristina n'arrive pas à croire non plus que Meredith ait laissé Izzie et O'Malley s'installer sous son toit... Nous avons parlé un bon moment – nous sommes deux à penser que ces histoires de cohabitation n'ont rien de bon. J'ai découvert que la maison de Meredith appartenait en fait à sa mère (vous savez, la fameuse *mama* en voyage...).

Oh ! Vous auriez dû voir la tête de Cristina quand un type s'est amené pour lui proposer de lui offrir un verre... Un interne en psy, je crois. Énervant, le mec ! Et pas moyen qu'il arrête son baratin... jusqu'à ce que Cristina lui fasse comprendre qu'elle

parlait en tête à tête avec moi, Joe le barman, et que bon... le gaillard était de trop. Puis elle a mentionné en passant le cas de cette patiente, au Seattle Grace, qui avait sectionné d'une morsure le pénis d'un sale type... Joli ! L'autre, ça lui a coupé la chique pour de bon, croyez-moi !

Et moi, ben... je crois que je pourrais vraiment l'aimer, cette nana. Cristina.

Compétition

Chaque année, arrive un jour où des hordes de coursiers à vélo fin soûls décident de faire la course dans les rues congestionnées de véhicules du centre-ville. Tout ça pour se faire rincer à l'œil et avoir sa dose de tequila... Une compétition complètement cinglée où tous les coups sont permis, lancée par un bar au nom sacrément ridicule (traduisez : « stupide ») – eh, le propriétaire et moi, on ne s'entend pas vraiment...

Si jamais vous débarquez à Seattle le jour de la fameuse course *Dead Baby Bike*, vous aurez intérêt à regarder à droite et à gauche avant de traverser... Car laissez-moi vous dire que ces imbéciles surgissent de nulle part. Ils n'essaient pas de vous éviter, c'est à *vous* de le faire. L'année dernière, mon ami Éric descendait la rue quand il s'est brusquement retrouvé au beau milieu de cette course de la mort... La seconde suivante, il a vu un pneu de bicyclette lui fondre dessus. Il a plongé, mais n'a pas pu éviter le coursier qui volait dans les airs... Eh, oui... Éric s'est réveillé à l'hôpital Grace avec une blessure grave à la tête. Quant au coursier, on n'a jamais su ce qui lui était arrivé.

Je suis certain que toutes sortes de sinistres crétins ont envahi le Grace aujourd'hui. Je n'ai même pas vu l'infirmière Debbie ni entendu parler d'elle de toute la journée. Et quand je n'ai plus la moindre nouvelle, je *sais* que c'est la panique en face, à l'hôpital... Elle n'a probablement pas arrêté de recoudre des jambes,

des bras et des doigts à la chaîne, de soigner de pauvres idiots à la poitrine *littéralement* hérissée de rayons de roue de bicyclette, des mecs avec des marques de pneus et des brûlures graves plein le portrait… Vous pouvez me croire, cette course cycliste infernale, ce n'est pas de la tarte.

L'interne qui a le vent en poupe s'est pointé au bar ce soir : Alex Karev. Ou plus exactement « Docteur Satan » comme on le surnomme dans le coin…

À propos, je m'engage à rincer celui ou celle qui l'a affublé d'un sobriquet pareil – en vérité, c'est le surnom parfait (en toute affection !). J'ai remarqué qu'Alex était encore plus effronté que d'ordinaire. J'ai l'habitude de voir ce hâbleur impénitent draguer les infirmières et se la péter à fond, bref faire ce que font en général toutes les mauvaises graines dans son genre, mais ce soir-là, il jouait encore dans une autre catégorie… Et pour couronner le tout, il a *payé* ses consommations, figurez-vous ! Alors que notre homme ne les règle *jamais* !

Alex n'arrêtait plus de circuler de table en table en demandant aux gens de humer son « parfum »… de coller leur nez dessus et de renifler un bon coup… Ambiance ! J'ai courtoisement décliné son invitation, tout en exigeant une explication de sa part. Apparemment, il venait d'assister à une opération à cœur ouvert. L'excitation de voir battre un cœur vivant à nu avait fait battre le sien un peu plus vite. Grand bien lui fasse. Oui, Alex était encore dans sa petite bulle rose bonbon… à flirter, à bavarder, à demander aux gens de le sentir et à payer *enfin* sa chope de bière.

Plus tard, même s'il était encore tôt, j'ai renvoyé Alex en taxi direction le *Dead Baby Bar*. Eh, il tenait à y aller ! À dire vrai, après toutes ces simagrées de « sentez-moi, sentez-moi ! », j'en avais ma claque du bonhomme et de ses facéties. J'imagine qu'il n'avait pas encore eu son compte de sang, de tripes *et* de gloire à l'hôpital, alors il voulait mater de la viande imbibée d'alcool. Nous autres, habitants de Seattle, avons l'habitude d'en voir pendant la fameuse course du *Dead Baby Bike*.

Naturellement, l'idée qu'Alex aille faire un tour du côté du *Dead Baby Bar* le mal nommé ne me déplaisait pas – j'avais mes petites raisons égoïstes pour ça. Comme tout le monde, j'aime rester à la hauteur, ne pas me faire distancer par la concurrence. Et ainsi que je l'ai précisé, je ne suis pas non plus le meilleur pote de Larry, le propriétaire du *Dead Baby Bar.* Lui et moi sommes loin d'être comme cul et chemise. Pourquoi ? Parce que c'est un sinistre imbécile, voilà pourquoi !

Pour la petite histoire, Larry et moi avons grandi dans une modeste bourgade, Duvall, qui se situe à une heure environ du nord-est de Seattle. Le genre de patelin où tout le monde se connaît (au moins de réputation). Depuis l'enfance, Larry et moi sommes toujours restés en compétition... Nos mères aussi, évidemment, se posaient constamment en rivales.

Du haut de nos trois ans, c'était à qui rapporterait de la garderie la meilleure peinture avec les doigts. À neuf ans, c'était à qui monterait le plus vite son château en Lego. Sérieux. Je revois encore nos mères derrière nous, chronomètre en main. Au lycée, ce fut la course à qui aurait le premier un vrai rancard... Après l'obtention de notre diplôme, ce fut à qui intégrerait la meilleure université. Eh bien, nous avons tous les deux fait la fac de Washington. Et, après nous être lassés l'un et l'autre d'un boulot aux horaires monotones, nous avons ouvert notre bar – le sien à un bout de la ville et le mien à l'autre... À ce stade, c'était à qui prospérerait le plus. Et *cette* compétition-*là* continue aujourd'hui. Eh oui, Larry et moi nous affronterons toute notre vie – comme nos mères respectives, vous l'aurez deviné.

Bref, il y a dix ans, Larry et ses gars ont eu cette brillante idée : la course cycliste *Dead Baby.* Selon moi, elle vise simplement à rendre son bar plus populaire (vous savez, le mal nommé...) aux dépens d'autrui. Eh oui... Que des dizaines de pauvres types (voire de nanas) déboulent à toute berzingue dans les rues de Seattle, tout cela pour avoir l'insigne honneur de lever le coude au bar de Larry... Qu'est-ce que je vous disais, les mecs ? Quel

imbécile ! Si j'ai l'air amer, j'imagine qu'au fond, je le suis. En réalité, il m'a battu dans la course du château en Lego ! Eh, j'aime simplement m'assurer de temps à autre que l'*Emerald City Bar* est bel et bien le meilleur de la ville, voilà tout. C'est pourquoi j'ai envoyé Alex faire un tour au *Dead Baby Bar* ce soir – pour me dire que Larry coupe tout ce qu'il sert avec de l'eau, et que l'atmosphère craint...

Vous savez, qu'il s'agisse de coursiers éméchés déterminés à battre des records pour s'envoyer de la tequila à l'œil, des internes de première année résolus à décrocher les cas chirurgicaux les plus intéressants ou des propriétaires de bar acharnés à attirer le plus de clients... nous sommes tous en compétition. Et nous voulons tous décrocher la victoire, pas vrai ? C'est si bon de gagner, hein ? Un peu de rivalité amicale n'a jamais fait de mal, quoi qu'il en soit. À moins que vous ne vous mesuriez aux autres dans la course cycliste infernale *Dead Baby* évidemment...

On ne s'ennuie pas...

Beaucoup d'entre vous pensent sans doute que mon travail n'est qu'une longue partie de plaisir. Sans doute parce qu'il consiste à satisfaire les gens qui n'attendent que ça – s'amuser, jouer, prendre du bon temps... Oui, j'ai un stock d'alcool illimité. Oui, le juke-box joue toujours des airs fantastiques. Oui, il y a une table de billard. Et un jeu de fléchettes. Et oui, j'adore servir mes amis. Eh, barman, ça me botte ! Mais comme dans tout métier, vient toujours un moment où le temps semble s'arrêter...

Certaines nuits sont interminables. Lorsqu'il n'y a que quelques personnes au bar qui commandent la même boisson, encore et encore, et encore... Quand personne ne prend son pied. Ni ne joue. Comme ce soir, par exemple... Vous voyez le topo.

Une nuit d'une lenteur inimaginable... De celles où s'impose un petit jeu en solo pour le barman que j'aime à appeler : « Quel

est votre poison favori ? » Voilà comment procéder : d'abord, vous guettez la prochaine personne à se présenter au bar. Reste à espérer que quelqu'un poussera bientôt la porte... Ensuite, dès que le client approche, vous le jaugez. Autrement dit, vous regardez comment il est fringué. Et les chaussures qu'il porte (très important, ça, les chaussures.) Vous voyez s'il possède une montre. Quel style, la montre ? Et vous jetez un œil à sa coiffure. Sa dentition. Sa façon de marcher. OK, vous n'allez pas lui demander de sortir avec lui, ce n'est pas ça ! Vous cherchez juste à vous faire une idée du personnage à partir de détails de ce genre afin de deviner ce qu'il va commander, son « poison favori », quoi... Bon, peut-être que je m'emballe un peu. Vous cherchez à prédire quelle boisson il va vous demander. Ça ne vous paraît pas plus amusant que ça ? Eh bien, comme je le disais à l'instant, la nuit s'éternise...

Quant à moi, j'ai démarré très fort. Un type (je suis quasiment certain que c'était cet interne en psy, Raj) est arrivé avec un pote. Il était en train de lui servir une blague vaseuse à propos des infirmières. J'avais donc choisi un Malibu et un jus d'ananas. Eh bien... en plein dans le mille ! J'avais vu juste. Des boissons ordinaires pour des types ordinaires, voyez ? Le pote en question arborait un de ces T-shirts ringards barrés du message : « Revenez d'ici deux ou trois bières... » C'est aussi banal de porter un T-shirt à message que de commander une Margarita *sans* sel. Cette fois encore, j'ai visé juste. Pile-poil !

Quelques heures plus tard, je venais d'anticiper une commande : deux rhums et deux Coca light pour deux étudiantes sélectes vêtues de sweat-shirts assortis de l'université de Washington. Et mon pote George est entré. L'air passablement perturbé... Il s'est même avancé au bar tête basse. Là, j'allais avoir plus de mal à prédire sa consommation...

George est déjà venu plusieurs fois. C'est un de mes rares clients à varier constamment ses commandes. Un soir, il pivotait sans cesse sur son haut tabouret en s'envoyant des rasades de tequila. Une autre nuit, il a siroté de la bière en suivant une

partie de fléchettes. Une fois, il a même demandé un peu plus de rhum dans sa piña colada. Ah, oui, je me rappelle d'ailleurs l'avoir chambré avec cette commande… Il m'a répondu un truc à propos du désir de fuir la réalité. Il cherchait à s'évader en pensée sur une île tropicale, entouré d'un florilège d'authentiques beautés… qui boiraient toutes de la piña colada, elles aussi.

George est rigolo.

Bref, il avait l'air si déprimé qu'il lui fallait effectivement un peu d'évasion, ai-je déduit. Il voudrait sûrement se retrouver sur cette île tropicale au milieu de ces jolies filles en buvant de la piña colada à gogo. Alors, oui, rien qu'à le voir, j'avais deviné ce qu'il allait commander…

Donc, je lui demande ce qu'il aimerait boire. Il me répond de choisir pour lui. OK, quand un client s'en remet à mon bon goût et entre dans mon petit jeu, j'adore ça ! C'est un peu comme si je gagnais des points bonus ou un truc de ce genre… Pour en revenir à mon histoire, j'ai servi George en posant sa commande juste sous son nez. Il l'a contemplée un instant avant de relever les yeux vers moi. Alors, j'ai bien cru qu'il allait fondre en larmes… Mais il s'est mis en colère. Et pas pour de rire ! Il est devenu cramoisi, a bafouillé quelque chose d'inintelligible tant les mots se bousculaient sur ses lèvres… Une de ces colères subites dont il a le secret, quoi.

Le pauvre vieux m'a pris à partie ! Il a éructé que ma piña colada portait atteinte à sa virilité et que j'étais aussi mauvais qu'Izzie et Meredith ! Après quoi, il a vociféré : « Je ne suis pas leur sœur ! » Il faut croire que George venait de passer un sale quart d'heure avec ses colocataires. Elles voulaient qu'il leur achète des tampons, et il ne pouvait pas puisqu'il est « un mec » ! (Je le cite.) Je lui ai présenté des excuses en précisant bien que je n'avais nullement cherché à l'offenser en lui servant ce cocktail. J'ai même tenté de me rattraper en lui versant un double scotch pur malt. En pure perte. Il a bu une gorgée avant de la recracher

sur mon comptoir… ! Il était tellement gêné… Il a filé peu après. Ah, pauvre George…

Heureusement qu'il n'y avait pas foule. Sinon, ç'aurait été pire. Et si l'infirmière Debbie avait assisté à la scène, le lendemain midi, tout l'hôpital aurait été au courant de l'anicroche. Qui aurait pu prédire qu'un simple jeu comme le mien (« quel est votre poison favori ? ») pouvait entraîner des réactions aussi désastreuses ?

… jusqu'à ce que quelqu'un tombe sur une photo de vous en dessous sexy et l'affiche dans tout l'hôpital Grace…

Izzie Stevens n'était pas un simple mannequin, mais un top model de chez Bethany Whisper. Et la voilà top model de chez Bethany Whisper devenue docteur… Quoi de plus sexy, pas vrai ? Si on raffole de ce genre de fantasme, bien sûr… Au bar ce soir, j'ai vu une photocopie d'une pub d'Izzie, gracieusement offerte par ce crétin d'interne d'Alex Karev. Eh oui, grâce à lui, l'hôpital entier sait maintenant exactement ce qu'il y a sous les jolies blouses bleues d'Izzie…

Vous pouvez voir cette pub vous-même si vous avez en main un des magazines nationaux du mois. Izzie est étendue sur un divan, exhibant bien plus que quelques centimètres de délicate lingerie féminine… Aujourd'hui, Alex a affiché la pub partout au Seattle Grace. Il a même voulu en scotcher quelques exemplaires au bar, mais je lui ai dit que je refusais d'être mêlé à sa farce tordue de malade ! Pour ma part, je pense qu'Alex aime bien Izzie. Vous savez, à la façon dont un garnement haut comme trois pommes ira tirer les cheveux d'une fillette dans la cour de récré… Eh oui ! Notre lascar a bien besoin de grandir un peu.

Chose surprenante, Miss Bethany Whisper en personne est arrivée au bar avec George ce soir. J'imagine qu'ils ont réglé leur

petite querelle sur le fait qu'Izzie est une femme ayant besoin de tampons et que George est un mec qui se refuse à acheter « des trucs de filles »... Il a commandé deux Margaritas. J'ai failli lui rappeler l'incident de la piña colada l'autre nuit, avant de tourner ma langue dans ma bouche...

Izzie ne serait sans doute pas de cet avis, mais elle est encore plus magnifique en chair et en os que sur une quelconque double page retouchée de magazine. Et mec, elle est sacrément en rogne contre Alex ! Genre : « Je ne lèverais pas le petit doigt même si je te voyais étendu sur le bas-côté d'une route déserte ! » Génial ! Apparemment, personne n'aime ce « Satan » d'Alex. Et après avoir entendu Izzie et George lui casser du sucre sur le dos, je ne suis pas certain moi-même de l'apprécier encore, celui-là. Mon amitié pour le pauvre vieux s'évapore à toute vitesse...

Izzie a passé une mauvaise journée, c'est le moins qu'on puisse dire. Un de ses patients est même tombé sur sa pub Bethany Whisper et refusé qu'elle le soigne. Mais après une autre Margarita, Izzie a paru retrouver du poil de la bête. Elle a commencé à parler de son petit ami, Hank. Apparemment, ce serait un joueur de hockey. Et ce crack viendra en ville la semaine prochaine. Izzie ne le voit pas beaucoup car il est tout le temps sur les routes. Elle n'arrêtait plus de parler de ce type, me confiant tous les détails de leur relation. Jusqu'aux plus intimes. Bref, des détails bien trop parlants... Étrange. Un peu comme si Izzie essayait de se convaincre elle-même qu'elle l'aimait toujours...

Je lui ai dit que ça ne me déplairait pas de rencontrer ce Hank. Vous savez, juste histoire de m'assurer que c'est un mec bien. C'est alors qu'elle a eu l'idée d'organiser une petite réunion sympa à la maison. Quelques amis, rien de plus – une sorte de soirée festive pour nous présenter son petit ami. Nous l'avons planifiée pour la semaine suivante. J'apporterai des liqueurs et plein de tequila. Ce sera le pied !

George a remarqué qu'Izzie devenait un peu grisette et m'a tendu sa carte de crédit afin que je solde leur ardoise. Vous savez,

c'est vraiment un bon ami. Un mec bien qui mérite d'avoir une fille bien dans sa vie. Je crois que je vais lancer une campagne du genre : « Fourrons une nana sous la couette de George ! » Eh, ça commence à faire un bout de temps qu'il est célibataire, et il a vraiment besoin d'action maintenant. Alors, si par hasard vous connaissiez une femme mignonne et fine, célibataire bien sûr, dans la région de Seattle, dites-lui surtout de se pointer à l'*Emerald City Bar.* Je serai plus qu'heureux de la présenter à mon pote George.

Messagerie instantanée

Joe-je-sais-tout – connexion à 14 h 14

Joe-je-sais-tout :	Prête à faire la teuf ?
Debbie-la-commère :	Quatre plaies infectées
Debbie-la-commère :	Deux abcès de l'aine
Debbie-la-commère :	Deux débridements...
Debbie-la-commère :	Oh, et un cas de débâcle diarrhéique...
Debbie-la-commère :	Bref, ma propre « teuf » bat son plein.
Joe-je-sais-tout :	Tu rayonnes littéralement de joie et d'allégresse cet après-midi... Alors, tu viens ?
Debbie-la-commère :	Où ça ?
Joe-je-sais-tout :	À la teuf !
Debbie-la-commère :	Quelle teuf ?
Joe-je-sais-tout :	Moui...
Debbie-la-commère :	Qui est en train de faire la teuf ?

Debbie-la-commère : Joe ?

Debbie-la-commère : T'es là ?

Debbie-la-commère : Joe ? Quelle teuf ?

Joe-je-sais-tout – déconnexion à 2 h 22 de l'après-midi.

L'heure de la fête

Dès que je suis sorti diplômé de l'université – il y a bien des années –, j'étais convaincu que c'était terminé pour moi. Fini les nuits interminables à canarder au fusil de chasse des canettes de bières au *Sigma Nu House*, le foyer de l'université. Les rasades à la chaîne de vodka et de tequila même quand j'avais un examen déterminant le lendemain matin ? Plus maintenant. La bibine, les drogues... Tout ça, c'est du passé. Comme si j'étais brusquement devenu adulte. Avec les responsabilités allant de pair. Et un boulot. D'accord, j'ai ouvert un bar et commencé à faire le barman. Néanmoins, c'est bel et bien un métier.

Hélas, depuis l'obtention de mon diplôme, je n'ai jamais remis les pieds dans une méga-teuf confraternelle. Enfin, jusqu'à ce soir... La maison de Meredith (plus exactement celle de sa célèbre mère) a accueilli l'une de ces petites sauteries entre potes les plus dingues que j'aie jamais eu le plaisir de voir ! Et j'en ai adoré chaque instant !

La sono braillait, l'alcool coulait à flots, les gens étaient déchaînés – et quand je dis « déchaînés », c'était carrément du style : « Je danse sur les tables en faisant tournoyer mon sweater au-dessus de la tête comme des pales d'hélico ! » Je suis arrivé peu après la fermeture du bar. Dès que je suis entré, Cristina m'a tendu une chope de bière Jäger. Laissez-moi vous dire que jamais je n'irai refuser une bonne Jäger, en quelque circonstance que ce soit ! Une rasade mène à dix. Je n'en ai jamais assez.

Cristina était carrément bourrée ! Elle n'arrêtait pas de tourner George en ridicule sous le prétexte qu'il venait apparemment de passer une bonne partie de la nuit à préparer des verres de gelée. J'ai remarqué qu'en effet, il en offrait constamment aux convives, mais personne ne semblait preneur... Pauvre George. J'ai happé une de ses créations à la pastèque que j'ai bue cul sec – rien que pour lui faire plaisir, naturellement. Vous savez, je doute qu'il sache un jour réussir de la gelée. Ses concoctions étaient sacrément ratées... En tout cas, il m'a serré contre lui en souriant, avant de m'assurer que j'étais son meilleur ami. De toute évidence, Cristina n'était pas la seule éméchée...

Bailey était fabuleuse. Coiffée, manucurée – pieds *et* mains – elle portait même une robe ! Bref, elle avait sorti le grand jeu des samedis soirs d'enfer. J'adore le docteur Bailey – sérieux ! À mon avis, le bourbon qu'elle a siroté toute la nuit lui permettait de baisser sa garde. Je l'ai même surprise deux ou trois fois à rire de bon cœur et à lancer des vannes. À un moment, elle s'est tournée elle-même en dérision après avoir redemandé un verre de bourbon à O'Malley. « *Eh ben, voyez-vous ça !* »... Si jamais vous parveniez un jour à entamer la carapace du docteur Bailey, vous découvririez un véritable océan de douceur.

Alex n'était pas de la fête. À vrai dire, je doute qu'on l'ait seulement invité... Ce qui n'aurait rien de surprenant. Cela dit, Izzie n'a jamais fait son apparition non plus. Vous pouvez le croire, ça ? Alex, c'est une chose. Après tout, le pauvre vieux a réussi à se mettre à dos tout l'hôpital ! Mais... Izzie ? On s'attendrait à la voir à sa propre fête, tout de même ! J'ai entendu dire qu'elle avait été retenue à l'hôpital. Eh, mec, ça craint ! Son job l'a empêchée de s'amuser à sa propre fiesta... Au moins, je n'ai pas ce genre de contrainte dans mon boulot... Quelle frustration pour ces internes, de ne même pas avoir de vie en dehors de l'hosto... Oh, et j'ai aussi raté le chéri d'Izzie, Hank. Tout ce que George a pu m'apprendre sur le compte de ce type, c'est qu'il est vraiment très grand.

J'ai vu Meredith trois petites minutes avant qu'elle ne se volatilise. Je n'ai même pas pu lui dire deux mots ! Elle m'avait l'air bien partie, elle aussi… Le plus drôle, c'est que tout le monde ne parlait plus que de l'erreur qu'elle avait commise le matin à l'hôpital. En égratignant accidentellement un cœur ou un truc de ce genre… Et le lendemain matin, elle aurait le chef de service à affronter. Eh oui, elle noyait décidément ses problèmes dans l'alcool, là. Mais c'est bien pour ça qu'on aime la tequila, pas vrai ?

Que Meredith se soit éclipsée sans dire au revoir à qui que ce soit a bouleversé George, bien sûr. Une minute, il la voit se balader une bouteille de tequila à moitié vide en main, la suivante, elle a disparu avec… J'ai suggéré qu'elle avait pu se retirer dans un coin plus calme le temps de dessoûler. Secouant la tête, il est parti à sa recherche. Maintenant que j'y repense, j'espère que Meredith aura recouvré toutes ses facultés au matin. Car on dirait bien que son erreur pourrait compromettre sa carrière… Espérons que le médecin-chef Webber ne sentira pas la tequila dans l'haleine de la fautive.

Je me suis retiré à environ 3 heures du mat'. L'un dans l'autre, je dirais que c'était une bien belle fête. Ça m'a rappelé le bon vieux temps, les folles rasades de bière qu'on engloutissait à l'entonnoir, et les sculptures de glace qui conservaient l'alcool… Ah, quels souvenirs merveilleux ! Dans ma jeunesse comme… cette nuit.

Le Couple de l'Année

Mesdames et messieurs, voici nos fabuleux lauréats du concours du Couple de l'Année… j'ai nommé le docteur Derek Shepherd et Meredith Grey ! Eh oui ! vous avez bien entendu, c'est officiel ! Il s'avère que la neurochirurgie n'est pas l'unique talent du docteur Mamour, et que Meredith ne se limite pas à des consultations à l'hôpital…

Apparemment, l'infirmière Debbie aurait vu Derek et Meredith s'extirper sur des jambes tremblantes d'une voiture garée, peu après la méga-teuf d'hier soir... On ne sort pas tout débraillés et les genoux flanchants d'une voiture rangée aux vitres embuées si on ne vient pas justement de s'envoyer en l'air dans ladite caisse... D'accord? D'accord. Ah, les internes, cette année... je ne vous raconte pas!

Mais ce n'est pas tout. La suite est encore plus croustillante! Meredith et Derek se sont aussi fait repérer par nul autre que... le docteur Bailey! Elle les a surpris au beau milieu de leur petit fiasco de lycéens boutonneux qui ont le feu aux fesses et qui s'envoient en l'air dans les parkings! L'anecdote, les enfants, finira mot pour mot dans les annales historiques de l'hôpital Grace.

Ah, si seulement j'avais pu voir la tête de Bailey lorsqu'elle a interrompu son interne de première année en pleine session torride avec un titulaire! Classique! Eh bien, laissez-moi vous dire que depuis que j'ai vu ces deux-là quitter mon bar ensemble il y a deux ou trois semaines (la veille du premier tour de garde de Meredith, notez bien), j'ai eu comme un petit soupçon à leur sujet... Ravi que l'infirmière Debbie l'ait confirmé.

Je me demande si aujourd'hui, Meredith est tombée sur le docteur Bailey au boulot. Ou si Bailey en touchera un mot au docteur Shepherd. Attendez, qu'est-ce que je dis? Naturellement qu'elle le fera! Après tout, nous parlons bien de Bailey, non? Eh oui, je parie qu'elle ne se contentera pas de « lui en toucher un mot », au fameux Mamour... Elle aura un super-discours fleuri à lui servir – même s'il reste en pratique son boss.

Vous savez, je soupçonne autre chose... J'ai comme l'impression que les événements vont prendre un tour intéressant.

Tournées

Cette nuit, Alex a décidé de faire ses tournées avec cette accorte infirmière, la rouquine Olivia. Je les avais déjà remarqués au bar ensemble. Et l'infirmière Debbie a bien dit qu'elle les avait surpris un jour dans une des réserves... J'en déduis qu'ils sont davantage que de simples potes de bar. À l'évidence, Olivia se moque du mépris de l'hôpital pour Alex. Pauvre petite... Un de ces jours, ça lui retombera dessus sans crier gare.

Peu après le départ du couple, George s'est pointé. Encore perturbé et abattu, à première vue. Sa démarche plutôt bizarre m'a frappé – on aurait presque dit un bossu. Dès qu'il a commandé une piña colada, j'ai compris qu'il avait eu une sale journée.

À ce que j'ai cru comprendre, George aurait passé douze heures au bloc à tenir une tumeur de trente-deux kilos au moins chez une patiente. Mec, trente-deux ou trente-trois kilos ? C'est justement le poids de mon neveu de sept ans ! Rusty, le chien que j'avais étant gosse (qu'il repose en paix), pesait aussi ce poids-là. Eh quoi, il aimait manger, le pauvre. Mais que quelqu'un laisse autant grossir une tumeur avant de se décider à aller consulter, ça me dépasse ! D'après George, cette femme-là aurait tout fait pour ignorer le problème jusqu'à ce qu'elle n'en puisse plus... Il m'a demandé s'il m'était arrivé de fermer les yeux sur un problème aussi grave, de toujours remettre au lendemain... J'ai réfléchi. Et tout ce qui m'est revenu à l'esprit, c'est l'époque où j'ai attendu la dernière minute avant de recommander de la bière pour le bar. Mais sérieusement, ce n'est rien comparé au fait de repousser l'inéluctable jusqu'à la toute dernière minute avant d'aller montrer à son toubib *une tumeur de trente-deux kilos sur l'estomac* !

Passons... Après deux ou trois verres de plus, j'ai découvert la cause de l'hébétude de George. Il s'avère que notre homme a flashé sur Meredith – pire qu'un lycéen boutonneux ! Je dois l'avouer, ma langue a failli fourcher ! Pour un peu, je lui parlais

de l'épisode torride entre Meredith et le docteur Mamour... Mais n'oublions pas que je suis un professionnel avant tout. J'ai de la bouteille... Et on ne m'y prendra pas !

Il semble que Meredith ait tapé dans l'œil de George depuis le premier jour. Depuis leur toute première rencontre à la soirée de présentation des jeunes internes... Il se rappelle même ce qu'elle portait ce soir-là. Et naturellement, il n'a pas oublié que Meredith, elle, a... oublié... son nom. Ce soir, à la maison, il a apporté deux bières frappées dans la chambre de la belle. Le seul problème, c'est que... elle n'y était pas ! Un lit vide, voilà tout ce qu'il a vu. Il m'a dit qu'il ne savait pas quoi en penser. Eh bien, moi, si. Cette nuit, ça veut dire que les patients du docteur Mamour ne sont pas les seuls à se voir prendre la température... Naturellement, je ne l'ai pas dit en ces termes ! J'espère que la chance de ce pauvre George ne tardera plus à tourner. Oh, et à propos, la campagne de « fourrons une nana sous la couette de George ! » bat toujours son plein...

Je lui ai appelé un taxi. En sortant, il a bousculé une des anciennes passions de l'infirmière Debbie, le docteur Taylor. Eh, même les anesthésistes font leurs tournées, vous savez. Deb est sortie avec Taylor pendant deux ou trois mois. C'est un des meilleurs anesthésistes de tout l'État de Washington. Dommage que ce pauvre type ait rendu folle l'une de mes meilleures amies avec ses sales embrouilles... Le saligaud court plus d'un lièvre à la fois ! Monsieur papillonne... Voilà ce que Deb m'a confié, et je n'en dirai pas plus. Bref, entre nous soit dit, chaque fois que Taylor revient ici s'offrir un bourbon, je lui sers de la liqueur bon marché. Il ne mérite pas mieux.

Bon, il faut que j'aille dormir un peu... Je me sens tout raplapla ces derniers temps. Une autre série de tournées pour demain soir !

J'ai mal au crâne

Ce soir, il y a eu du grabuge au bar. J'ai dû mettre fin à *deux* algarades, pas moins ! Je suis fatigué, j'ai la migraine… Il va sans dire que la nuit sera courte, cette fois.

Pour commencer, je préparais une Tequila Sunrise lorsque, tout à coup, un affreux bris de verre a frappé mes tympans – très désagréable ! Vous vous doutez bien que dans un bar, ça n'est jamais bon signe… J'ai relevé les yeux et figurez-vous que deux types que je n'avais jamais vus s'empoignaient près de la table de billard. Bizarre comme des bagarres éclatent toujours dans ce coin-là… Je me suis interposé d'un bond et, après avoir encaissé un coup de queue de billard à la tête, j'ai réussi à séparer les hooligans.

Ensuite, des nanas se sont disputées au beau milieu de la salle… À propos d'un type. Bizarre comme les filles se battent toujours à propos d'un mec. Bref. Crêpage de chignon à gogo, barbouillage de rouge à lèvres et arrachage de minijupes vulgaires à l'avenant… D'ordinaire, les criailleries des gonzesses qui s'affrontent à coups de bec et d'ongles, ça me fait plutôt marrer. Quel spectacle, les amis ! Mais ce soir, que voulez-vous, je n'étais pas d'humeur.

Bref, j'entends dire que Cristina s'est chopé la grippe. Content d'apprendre que je n'étais pas le seul à me sentir lessivé depuis quelque temps… Le plus drôle, c'est qu'elle continue de pratiquer la médecine ! *Ça*, c'est de la motivation ! Je ne sais pas vous, mais à la place d'un de ses patients, je ne serais pas trop rassuré de savoir que mon docteur est peut-être plus malade que moi… Espérons qu'elle ne vomira pas sur l'un d'eux.

À propos, la bile a failli me remonter à la gorge tout à l'heure quand j'ai eu des détails sur les prouesses sexuelles marathoniennes de Meredith et de son docteur McCharmeur… *Yeh !* En rentrant à la maison, Izzie et George ont fait un crochet par ici. Ils

en avaient des trucs à raconter ! Et George, le gredin, s'est amusé à simuler des râles d'extase... J'imagine que Meredith ne pouvait plus garder le secret... Après tout, ce n'était qu'une question de temps avant que ses colocataires ne découvrent le pot-aux-roses. Et tout l'hôpital ne tardera pas à le savoir non plus.

Eh, j'ai l'impression que mon crâne va exploser... Encore une migraine. Ce maudit coup de queue de billard que j'ai reçu entre les deux yeux... Ce doit être ça. Bonne nuit.

Voir George décrocher un rancard

OK, vous pouvez cesser d'envoyer vos chéries dans mon bar, histoire de consoler mon chouchou George... D'ailleurs, un grand merci aux trois d'entre vous qui m'ont véritablement pris au mot ! Mesdames, désolé, mais il semblerait bien que le cœur de George ne soit plus à prendre. Eh oui, je déclare officiellement close la campagne « fourrons une nana sous la couette de George » !

Il m'a appelé de l'hôpital il y a environ une heure pour me parler d'une poulette avec qui il sortira ce soir. Il aurait apparemment jeté son dévolu sur une infirmière sexy en diable... Évidemment ! Il m'a demandé si j'avais des idées sur ce qu'il devrait faire pour ce premier rendez-vous. Vieux, il est 23 heures passées... Il aurait dû avoir de lui-même une petite idée sur la question. Un peu tard pour aller dîner et se faire une toile ensuite, non ? Le *Volunteer Park Conservatory*, le parc, un des fleurons de Capitol Hill, a déjà fermé. Et à pareille heure, se promener dans le Kerry Park n'est franchement pas conseillé...

Je lui ai donc répondu qu'il devrait s'adresser au médium attitré de l'hôpital. J'ai entendu dire que ce mec-là faisait flipper toute l'équipe médicale ! J'en suis sûr, *lui* saurait comment s'y

prendre pour que les étoiles de nos deux tourtereaux connaissent un alignement parfait… Tiens, en voilà une idée !

Bref, j'ai suggéré à George de venir faire un tour avec sa conquête à l'*Emerald City Bar* plus tard. Il m'a paru vraiment nerveux, le petit… Il m'a avoué qu'il n'était plus sorti avec une fille depuis belle lurette. Allons, allons… il n'a aucun mouron à se faire. Il devra juste amener l'infirmière de ses rêves dans mon établissement et grâce à moi, ils prendront du bon temps.

Vous savez, l'*Emerald City Bar* a offert un décor qui a permis la formation d'un certain nombre d'alliances idylliques… Où croyez-vous que l'infirmière Debbie ait fait la connaissance du docteur Taylor ? Pendant des semaines, ils étaient devenus inséparables. Jusqu'à ce que Deb apprenne un jour qu'à tous leurs rendez-vous sans exception, Taylor ne se séparait jamais de sa flasque de whisky…

Bon alors, Alex et cette autre infirmière ? Bah, il l'a larguée dès le lendemain. Mouais. Oh, et n'oublions pas Meredith et le docteur Shepherd. Elle était assise justement là, sur le tabouret numéro trois il y a quelques semaines à peine lorsqu'elle a posé pour la première fois les yeux sur son docteur Mamour. Et depuis ? Une farandole de rencontres secrètes dans les ascenseurs, de jeu de cache-cache avec le docteur Bailey et de bisbilles avec tous leurs amis…

Bon, ce ne sont peut-être pas là les meilleurs exemples pour prouver que mon bar est l'endroit idéal pour former des couples… Mais qui sait si George et sa belle n'arriveront pas à lever cette malédiction de l'*Emerald City Bar* ? Oui, qui sait ? Mec, je brûle d'impatience de voir mon pote à l'œuvre ce soir. Voilà qui promet.

Messagerie instantanée

Joe-je-sais-tout – connexion à minuit 15

Joe-je-sais-tout :	Oh, mon Dieu...
Debbie-la-commère :	Quoi ? Ne me dis pas que tu es encore à court de tequila !
Joe-je-sais-tout :	Mon ami Tony vient d'entrer au bar.
Debbie-la-commère :	Et l'arrivée de Tony au bar est importante parce que...
Joe-je-sais-tout :	... parce qu'il veut me maquer avec l'ami qui l'accompagne.
Debbie-la-commère :	Oups ! Je déteste quand Tony me fait le coup.
Joe-je-sais-tout :	Deb, une fois n'est pas coutume, pourrais-tu t'abstenir de tout ramener à toi ?
Debbie-la-commère :	OK. Alors, qu'est-ce qui te défrise comme ça ?
Joe-je-sais-tout :	Le nom de cet ami est Walter. Comme dans « Walter ». Comme pour un prénom commençant par « W »... Le voyant ne t'avait-il pas prédit que je rencontrerais quelqu'un dont le prénom commencerait par « W » ?
Debbie-la-commère :	Oh, Dieu...
Joe-je-sais-tout :	Exactement. Tu dois te procurer les coordonnées de ce voyant. J'aurai beaucoup de choses à lui demander.

Debbie-la-commère : Mais… c'est confidentiel !

Joe-je-sais-tout : Allez ! Tu ne voudrais pas savoir, toi, quand ton grand amour va enfin entrer dans ta vie ? Tu détesterais porter des blouses constellées de vomi au moment de le rencontrer, pas vrai ?

Debbie-la-commère : Apprendre que mon homme est sur le point de me croiser suffirait déjà à mon bonheur… Bon, je jetterai un coup d'œil aux dossiers des patients.

Joe-je-sais-tout : Oh, à propos, tu ne m'avais pas dit que George sortait ce soir avec la nana qu'Alex a jetée… ?

Debbie-la-commère : MDR ! Olivia ?

Joe-je-sais-tout : Ils viennent tout juste d'entrer… Et ils jouent aux fléchettes.

Debbie-la-commère : Je me demande si O'Malley est au courant des frasques de sa conquête avec le docteur Satan…

Joe-je-sais-tout : Pourquoi le serait-il ? Lui n'est pas médium.

Joe-je-sais-tout – déconnexion à minuit 33.

Voir George contracter la syphilis

Je suppose que c'est bel et bien la vérité : en milieu hospitalier, le seul truc plus rapide que les germes, ce sont les ragots… Et laissez-moi vous dire que le Seattle Grace bruisse littéralement de racontars aujourd'hui…

Pour commencer, il semble y avoir une épidémie de... syphilis. J'ai ouï dire que trois internes, quatre titulaires et six infirmières avaient contracté cette maladie. On dirait une grande et belle famille de patients... Traitez-moi de pauvre naïf si vous voulez, mais je croyais que les toubibs connaissaient par cœur les dangers des relations sexuelles non protégées ! On parle bien de *médecins*, bon sang ! Ne suivent-ils pas des cours obligatoires sur ce genre de maux avant de pouvoir commencer à vous traiter et à vous *opérer* ? Espérons simplement que je n'aurai pas besoin de me faire admettre au Seattle Grace dans un proche avenir... Qui vivra verra. Avec la chance qui est la mienne, un petit mal de crâne m'y propulsera et j'en ressortirai avec une magnifique maladie vénérienne...

On surnomme maintenant George le « syphilitique ». *Ha, ha*... Quelle rigolade, hein ? Allez, avouez... vous aussi, ça vous fait bien marrer ! Quoi qu'il en soit, le diagnostic est tombé il y a deux ou trois heures à peine. Je l'ai dit, je le redis : pauvre George... L'autre soir, il se rendait probablement à sa première sortie galante depuis des années, et il finit avec bien plus qu'un simple bisou en guise de « bonne nuit »... Pourquoi ne lui arrive-t-il jamais rien de bon ? Aurait-il écrasé des enfants par hasard, dans une vie antérieure ? Ou tué ses parents ? Allez, qu'on me dise pourquoi il finit toujours par se faire niquer... Autrement, c'est d'un triste...

OK, je *savais* qu'Olivia ne valait rien. Sérieusement. Une vraie saleté, cette rouquine ! Je l'ai su à l'instant même où j'ai vu au bar il y a quelques semaines cette petite traînée accro à la gnôle. Quand elle sortait avec Alex (ou plutôt qu'elle se le tapait)... Une petite minute... Est-ce à dire... ? C'est dégoûtant ! Docteur Satan l'a contractée aussi ! En d'autres termes, c'est lui qui l'a probablement filée à George. Quel coup bas !

Un groupe de clients se trouve en ce moment même au bar, et la disgrâce de l'hôpital est sur toutes les lèvres... D'abord la syphilis, ensuite le chef du service de chirurgie qui perd la vue

(les deux n'étant absolument pas corrélés, au fait). À en croire la rumeur, le médecin-chef Webber se comporte bizarrement depuis quelque temps. Il se cogne aux chariots ou aux brancards et se frotte les yeux bien trop souvent. L'infirmière Debbie m'a dit qu'il avait même lâché un gros instrument chirurgical hors de prix (un écarteur ?) en pleine opération il n'y a pas si longtemps. Rappelez-moi de ne surtout pas faire un tour au Seattle Grace avant un bon moment…

Pas génial, tout ça… Pas génial du tout pour George ni pour Webber, mais… (car vous vous doutiez qu'il y aurait un « mais »…) il y a du bon pour moi ! Oui, *moi* ! Joe le barman…

J'ai un rancard ! À la fin de la semaine… *Son* nom est Walter. Étrange, non ? Non le fait que le meilleur barman du meilleur bar de Seattle soit gay… Je fais référence au voyant hospitalisé qui a *vu* que ça arriverait… Et que quelqu'un avec un prénom en « W » serait impliqué. C'est du moins ce que l'infirmière Debbie m'a expliqué. Dingue !

Mon ami Tony nous a présentés. Pas de problème… Walter et moi avons décidé qu'il vaudrait mieux dîner ensemble ce samedi soir. Comme ça, pas de stress. Une petite soirée détente hors-de-mon-aquarium pour-apprendre-à-mieux-se-connaître… Vous voyez le truc. J'en suis déjà tout excité ! Voyez… Joe a un rendez-vous, lui aussi ! Et non… Joe ne contracte pas la syphilis.

Annonce

D'habitude, je me connecte après le boulot. Au terme d'une longue journée passée à préparer les boissons, je rentre chez moi m'installer devant l'ordinateur et j'écris à gogo. Parfois, quand c'est le calme plat, je vais sur le blog de mon lieu de travail. Je profite de toutes les occasions d'être en direct avec vous depuis l'*Emerald City Bar.* Eh bien, en ce moment précis, je ne suis pas chez moi. Et ce n'est *vraiment pas* le calme plat ! Non, j'ai décidé

de me connecter dans un petit coin de l'arrière-salle de mon bar, juste entre une caisse de canettes de bière et des tabourets cassés parce que j'ai une méga-nouvelle : Derek est marié.

Oui, vous avez bien lu ! Le docteur *Maqué*, ce McAdultère-Sale-Fils-de-Chienne est marié ! Pour moi, il n'y a plus de « Mamour » qui tienne... OK, ma réaction est peut-être disproportionnée et on peut sans doute trouver une explication à tout ça. Une petite minute... Non, il n'y en a aucune ! Qui peut prétendre avoir « oublié » de mentionner qu'il avait une épouse ?

Et voilà, c'est déjà la fin... Rien de tel que la bonne vieille épouse de retour en ville pour couper tous vos élans... Difficile de nouer une relation sincère avec un faux jeton qui vous cache qu'il est marié depuis deux ou trois mois. On pourrait croire qu'après ça, l'idylle se terminerait rapidement en jus de boudin, pas vrai ?

Ah, Meredith est assise au bar en ce moment même, la tête entre les mains. Des petits verres à tequila (vides) sont alignés devant elle. On dirait... qu'elle vient d'apprendre que son chéri était marié... Elle m'appelle. Elle a besoin d'une autre rasade... Je file. Bon sang ! McMarié ?

Annonce – seconde partie

Me revoilà. J'ai dû prendre une aspirine – j'ai un mal de crâne fou. Depuis mon retour, je me dis qu'il faudrait que je vous mette au parfum des derniers événements, les gars...

J'ai dû m'interposer entre Meredith et un gus qui voulait lui payer un verre. *Elle* ne voulait rien entendre. La dernière chose qu'il lui faut, c'est bien un mec qui lui fasse du rentre-dedans. J'ai d'ailleurs cru qu'elle allait lui flanquer une mandale... Fougueuse Meredith ! Ça me botte, je dois dire...

Oh, à propos, vous ne devinerez jamais qui a réussi un superbe crochet du droit aujourd'hui... Mon chouchou O'Malley ! Et

vous ne devinerez jamais non plus qui y a eu droit… Alex ! Mec, ce que j'aurais voulu être une mouche pour voir *ça* ! Après s'être comporté avec tout le monde comme un gros crétin et avoir refilé la syphilis à la moitié de l'hôpital, Alex a finalement eu ce qu'il méritait ! Et ce qui rend l'anicroche encore plus savoureuse, c'est qu'O'Malley en personne a mis fin au règne de terreur d'Alex. Un bon point pour George. Il était temps.

Attendez un peu que l'infirmière Debbie l'apprenne ! Je devrais vraiment me reconnecter avec elle. Minute, je crois que… Eh oui, voilà le champion en personne ! O'Malley vient d'entrer avec Cristina. Pas d'inquiétude, je reviens tout de suite !

De retour d'entre les morts

OK, quand je disais que je revenais tout de suite, il fallait comprendre un peu plus tard dans la nuit… Il fallait attendre que les brillants toubibs du Seattle Grace décèlent mon hémorragie cérébrale, mon anévrisme (de la taille d'une balle de golf, paraît-il), m'achèvent puis me ramènent *d'entre les morts, putain* ! Eh oui, les mecs, je suis la preuve vivante que la médecine moderne fait des miracles ! J'ai été déclaré cliniquement mort pendant quarante-huit minutes, nimbé d'une éclatante lumière blanche… Plus de bagarres à calmer, de verres à nettoyer, de salauds d'ivrognes pour me pleurer un pourboire… C'était le paradis. *Littéralement.*

Il s'agit d'une opération sur patient « en arrêt cardiaque (provoqué) hypothermique » – ou un truc de ce genre. Pour parler franchement, ce jargon médical me passe bien au-dessus du citron… Tout ce que je sais, c'est qu'on a ralenti ma circulation sanguine, on m'a vidé de mon sang, on a stoppé mon rythme cardiaque, coupé mon anévrisme cérébral puis ramené à la vie. Et maintenant ? Je suis comme neuf, chéri ! Et me voilà débarrassé de ces atroces migraines en prime.

J'étais là, allongé sur la table d'opération, à lever les yeux vers

le docteur Shepherd… Et je me disais, *voilà le sale type qui raconte des bobards à Meredith depuis des mois…* Salaud ! À qui ira-t-on faire croire qu'on a oublié son propre mariage, hein ? Je vous le demande un peu… Une *épouse*, ça ne s'oublie pas ! Et c'est ce même crétin qui s'apprête à m'ouvrir le crâne pour m'opérer du cerveau ? Sérieusement ? *Sérieusement ?* Je n'avais qu'une pensée en tête : « *McMarié* »… En comptant à rebours de dix à un, je crois même l'avoir dit à haute voix : « … *cinq, quatre, McMarié, trois, deux…* » avant de sombrer dans l'inconscience.

Vous savez, si le docteur Marié McCrétin n'avait pas réussi à me sauver la vie, je suppose que j'aurais emporté mon ressentiment dans la tombe. Mais si je reviens sur mon blog et si je peux continuer à vivre, c'est bien en grande partie grâce au docteur Shepherd. McHéros m'a sauvé la vie, alors je ne peux décemment plus baver sur son compte. En outre, je ne connais sans doute pas toute l'histoire… Bref, j'ai des soupçons, mais je lui laisse le bénéfice du doute.

Je l'avoue, je suis plutôt ravi d'avoir survécu à l'opération pour voir ce qui va se passer maintenant entre Meredith et Derek. Et entre George et Alex aussi, naturellement. Quoique nos deux lascars ne forment pas un couple de premier plan à proprement parler, bien sûr… Enfin, pas encore ! Mais si j'ai bonne mémoire (et ne me collez pas un procès aux basques si j'ai tort, après tout, je sors d'une *opération du cerveau !)* avant de m'écrouler dans mon propre bar, George venait de botter le cul d'Alex. Je sais, c'est presque aussi dur à croire que ma survie à cette fameuse opération en arrêt cardiaque hypothermique.

Je pleure de rire à l'idée que George et Alex se soient roulés par terre en s'étripant comme deux sales gosses de six ans ! Eh, c'est bon de voir que mon sens de l'humour est intact. L'incident ne fera *aucun bien* à la réputation d'Alex, en tout cas. Ça ne peut que sacrément compromettre le succès du gamin. Quant à George, eh bien, je lui dois la vie. N'ayant pas d'assurances, je ne voyais pas comment payer cette opération fort complexe. Et c'est là que

George a réussi à obtenir des fonds privés pour financer mon intervention… Voilà pourquoi, dorénavant, George sera toujours mon invité au bar. Ses consos seront gratuites.

Oh, et si mon petit chou à la crème débordant d'amour, Cristina, croit que je vais oublier sa grossesse, elle peut toujours rêver… Navré, Cristina. Mamour est un chirurgien hautement qualifié pour les interventions cérébrales, je me souviens donc parfaitement *de tout.*

Une chose est sûre, j'espère : Cristina ne compte pas garder le bébé. Imaginer Cristina Yang en maman me fait déjà frémir rien que d'y penser… Je me demande si le docteur Burke le découvrira un jour… Le temps le dira. Pour l'instant, son secret est bien gardé avec moi. Ou avec vous… Oui, moi *et* le reste de la Toile Mondiale… Par chance, les internes sont tellement occupés à sauver des vies qu'ils n'ont plus le temps de surfer sur le Net.

Bientôt, je reprendrai du service au bar – à poursuivre mon rêve et à regarder les autres vivre le leur. À l'évidence, je n'ai toujours pas eu mon rancard avec Walter. J'espère qu'il ne croit pas que je mens lorsque je lui dis qu'une opération du cerveau m'a empêché de venir… Je sais, ça a l'air un peu louche.

Mec, j'aurais bien voulu voir Meredith au bar ce soir, s'enfiler des rasades de tequila à la chaîne comme autant de verres d'eau… OK, je sais, ma convalescence compte beaucoup et tout ça, mais j'aurais vraiment aimé assister à l'étreinte de Meredith et de Cristina ! J'ai entendu dire que…

Bon, Mamour a insisté pour que je me repose, alors… bonne nuit.

Des poupées Judy… sérieusement ?

L'autre nuit, j'ai eu mon premier rendez-vous d'amour avec Walter. Je sais, je sais, je devrais être chez moi à me reposer puisque je relève à peine d'une opération. Mais on ne peut pas rester

éternellement à lézarder sur son canapé en matant des rediffusions non-stop... Il fallait que je fuie mes quatre murs et que je reprenne ma vie en main.

Dès que j'ai vu Walter, je lui ai présenté mes excuses pour lui avoir posé un lapin il y a quelques semaines. Vous ne le croirez jamais... Il a gobé mon histoire d'opération, le pauvre crétin! Quel idiot! *Hum*, je plaisante, Walt'...

Quoi qu'il en soit, notre soirée s'est déroulée à la perfection. Walter a apparemment tout du gars foncièrement droit, franc du collier et gentil (or, croyez-moi, à Seattle, c'est une espèce en voie de disparition). Il tient une boutique de disques à Pike Street. En fait, je l'aime déjà beaucoup... Laissez-moi vous dire que pour moi, c'est sacrément rare. Il est venu me prendre vers 20 heures pour m'emmener dîner. Je suis monté dans sa voiture (son camion, en fait), et mon portefeuille est tombé de ma poche pour aller se nicher sous son siège. À ce moment-là, un truc absolument dingue s'est produit... Alors que je tendais la main pour le récupérer, j'ai senti quelque chose de bizarre. On aurait dit du plastique... Et des cheveux. Ainsi que... du tissu? Putain, une poupée Judy! Juste sous le siège passager de Walter!

Non! Sérieusement? Il a une *poupée Judy*? Moi qui croyais avoir tiré le bon numéro, pour une fois... À cet instant, j'aurais dû souhaiter à Walter une bonne soirée et rentrer chez moi aussi sec. Et c'est bien ce que je m'apprêtais à faire, d'ailleurs... Jusqu'à ce qu'il me persuade que la poupée appartenait en fait à sa petite sœur. Elle était montée dans le véhicule avec son oncle dans la journée. Ben voyons... Et il voulait me faire avaler *ça*, l'animal? C'est presque aussi minable comme excuse que de prétendre avoir été opéré du cerveau! Et puis, j'ai commencé à y réfléchir et... vous savez quoi, Walter ne m'a pas paru le type de mec à jouer à la poupée. Je me suis mis à rire. Walter aussi, malgré son embarras.

Le plus drôle, c'est qu'un mec admis au Seattle Grace aujourd'hui a englouti *dix* de ces vilaines fifilles! Eh oui, il faut croire

que les poupées Judy étaient au menu du type à midi... juste entre les céréales au froment et les pancakes. Bon, je vais vous dire un truc... Depuis toutes ces années que je tiens le bar face à l'hôpital, je n'avais *jamais* entendu quelque chose d'aussi dingue ! Vous vous représentez ces mignonnes petites poupées ? Ma nièce Samantha a la Judy chinoise du Nouvel An et la Jolie Princesse Pop Judy. La prochaine fois qu'elle jouera avec, laissez-moi vous dire que je verrai ça d'un autre œil...

Alex est venu au bar me raconter l'affreuse histoire des poupées. Je crois que ça l'a excité, quelque part... À propos d'Alex, il se passe quelque chose avec ce gamin. J'ai su qu'il y avait anguille sous roche dès que je l'ai vu mettre la main à la poche après avoir commandé une bière. *Je rêve ! Lui*, payer sa conso... ? Attendez, c'est d'*Alex* dont je parle ! Vous savez... le docteur Satan, le rat des villes, les poupées Judy... C'est mon garçon et tout et tout, mais il faut tout de même savoir que son ardoise atteint 930 dollars 67 cents. Il ne règle jamais ses consommations... Sauf lorsqu'il veut qu'on sente sur lui le parfum d'une opération à cœur ouvert ou qu'un événement fracassant s'annonce. Et je *sais* qu'il n'a pas assisté ou participé à une opération à cœur ouvert aujourd'hui.

Quoi qu'il en soit, je suis à peu près certain qu'Izzie est en cause. Eh oui, la fille de la pub pour lingerie fine qu'Alex avait affichée un peu partout à l'hôpital... J'espère qu'elle ne le lui a pas pardonné si facilement, qu'elle l'a fait marner un bon moment... Ce soir, Alex a mentionné Izzie à plusieurs reprises. Ils ont collaboré sur le cas d'une femme maltraitée et de son fils. Bref, il se trame *quelque chose* entre ces deux-là. J'aurai bientôt le fin mot de l'histoire, c'est sûr...

Bon, le week-end prochain, je pense que je traînerai un peu avec Walter. Avec de la chance, il laissera Judy chez lui. Eh, mec, je ne verrai plus jamais ces poupées-là du même œil !

Zut ! Je dois recommander de la tequila vite fait. Ces derniers temps, les internes boivent ça comme du petit-lait...

Messagerie instantanée

Joe-je-sais-tout – connexion à 18 h 04

Joe-je-sais-tout : OK, je craque... Depuis deux ou trois semaines maintenant, Cristina et Burke ont une liaison, et elle porte son bébé. Là. Je l'ai dit. Bye !

Debbie-la-commère : Je le savais !

Joe-je-sais-tout : Oh, je t'en prie ! Tu n'avais pas la plus petite idée, à propos de Burktina...

Debbie-la-commère : Non, je savais que tu serais incapable de garder le secret.

Joe-je-sais-tout : Eh... Hum !

Debbie-la-commère : Qu'est-ce qui leur prend aux internes, cette année ? On dirait qu'ils ont tous consulté le manuel des « 101 façons de se taper son boss » pour mieux réussir à la fac de médecine !

Joe-je-sais-tout : Il y a une toute nouvelle race d'internes au Seattle Grace, qui adore se prendre une biture à la veille du premier tour de garde. Et coucher avec leur boss, nos internes adorent aussi...

Debbie-la-commère : Tout comme ils aiment attacher des Judy décapitées à mon agrafeuse.

Joe-je-sais-tout : MDR ! Génial...

Debbie-la-commère : Oui, si on est deux à en rire...

Joe-je-sais-tout : Bon, alors... du nouveau sur la maîtresse,

l'épouse et le titulaire pris entre les deux ?

Debbie-la-commère : Oh, j'oubliais ! J'ai entendu Addison parler à une de ses patientes l'autre jour... Apparemment, c'est elle qui aurait trompé Derek la première.

Joe-je-sais-tout : Ah, ce serait donc elle la véritable McGarce... Derek n'est pas un si grand crétin, somme toute.

Debbie-la-commère : Quoi ? Il aurait pu au moins avoir la décence de parler de sa femme à sa chérie plus tôt...

Joe-je-sais-tout : Ne m'engueule pas maintenant !

Debbie-la-commère : Je ne t'engueulais pas... Là, si !

Joe-je-sais-tout : Sérieusement... C'est une façon de traiter tes amis quand ils viennent de passer sur le billard ?

Debbie-la-commère : Tu es sorti d'affaire. Tu as flirté l'autre nuit.

Joe-je-sais-tout : On est jalouse ?

Debbie-la-commère : Comment ça s'est passé, au fait ?

Joe-je-sais-tout : On ne peut mieux.

Debbie-la-commère : Et... ?

Joe-je-sais-tout : Et... quoi ?

Debbie-la-commère : Qu'est-il arrivé ?

Joe-je-sais-tout : C'est un secret. ☺

Joe-je-sais-tout – déconnexion à 18 h 29.

Maman a toujours raison !

Je vois ma mère assez régulièrement. Elle vit à deux rues à peine de la mienne. Ce qui explique probablement que j'aie tant de problèmes, mais pour l'instant, ce n'est pas vraiment de ça dont je voulais parler. Après avoir écouté les autres toute la nuit me parler de leurs tracas, c'est chouette d'avoir quelqu'un qui écoute les vôtres, pour changer. Croyez-le ou pas, ma mère est de bon conseil. Il va donc sans dire que je suis très proche d'elle.

Ce n'est apparemment pas le cas pour Cristina Yang et Meredith Grey. Ces deux-là n'ont pas les mêmes liens que moi avec leurs mères. Bon, j'ai une relation amour-haine avec la mienne, c'est sûr. Mais il faut croire que les rapports de Cristina et de Meredith avec leurs mamans s'apparentent beaucoup plus à de la haine pure…

Cela dit, tout aurait été différent, j'imagine, si j'avais eu comme elles un chirurgien mondialement réputé pour mère ou… une femme unique en son genre comme peut l'être la génitrice de Cristina. Je les ai vues toutes les deux ce soir, alors je peux en parler ! Non, elles ne s'enfilaient pas des rasades de tequila à la chaîne comme du petit-lait (une autre différence, d'ailleurs, qui sépare encore nos mères !). J'ai vu le docteur Grey et Mme Yang – ou plutôt Rubenstein – au Grace.

Plus tôt dans la journée, Cristina s'est effondrée au beau milieu d'une intervention chirurgicale. Une complication avec sa grossesse… Hélas, elle a perdu le bébé. Dès que je l'ai appris, je me suis précipité à l'hôpital pour la voir. Tout le monde était déjà à son chevet : Meredith, George, Izzie et Alex. Tout le monde sauf le docteur Burke… Je me demande si Cristina a eu le courage de lui parler de sa grossesse ? S'il l'apprend de cette façon… ça craint !

La mère de Cristina a sauté dans un avion à Los Angeles – Beverly Hills, plus exactement, comme elle se plaît à le préciser – et est arrivée peu après. Laissez-moi vous dire que

Mme Rubenstein, c'est quelque chose ! Elle se pose un peu là ! C'est bien la dernière personne que Cristina souhaiterait voir près d'elle à son réveil... J'en suis certain. Cristina ne sera pas ravie.

Au moment où je repartais, j'ai entendu une femme brailler à tue-tête à propos de dessins animés. George m'a avoué que c'était le docteur Elise Grey. À *l'hôpital* ? Eh oui... Pendant tout ce temps, Elise n'était nulle part en voyage, contrairement aux dires de sa fille. Elle souffre d'une forme précoce d'alzheimer...

Pauvre, pauvre Meredith... Je lui ai soufflé que le bar restait ouvert. Elle m'en était reconnaissante.

En fait, je me suis dit que tout le monde aurait bien besoin d'un remontant. Nous sommes donc retournés dans mon bar. Même le docteur Bailey nous a accompagnés. Et devinez qui d'autre s'est pointé ? Docteur McCharmeur. Il n'a pas adressé la parole à Meredith, toutefois. Ils se lançaient des coups d'œil en douce, c'est tout. Toujours très amoureux, donc... Moche. Après tout, l'épouse n'est pas bien loin, hein... Je devrais peut-être inciter ma mère à venir parler à Meredith, histoire de lui remettre un peu de plomb dans la tête... Maman déborderait de bons conseils sur une situation comme celle-là, j'en suis sûr. D'un autre côté... Meredith n'a pas de chance avec sa mère...

Tout ce qui brille n'est pas or...

Waouh ! Vous auriez dû voir Izzie Stevens cette nuit. Elle est arrivée au bar dans une tenue que je ne lui avais encore jamais vue. Toute mignonne, craquante... étincelante ! Trois mecs ont tenté de la brancher, mais naturellement son « grand frérot » Joe a volé à la rescousse.

Bon, je sais qu'elle a été mannequin, mais... *ffff!* Quelle nana, les amis ! Il faut croire que ses gardes de quarante-huit heures au Seattle Grace ne lui ont pas fait prendre un gramme... Quelle silhouette de rêve ! Même moi, je dois admettre qu'elle avait l'air

super-sexy. J'allais lui demander quel était l'heureux élu lorsque Alex est arrivé et… aussitôt, j'ai su. Vous auriez dû voir Izzie s'illuminer à sa vue. Et puis, surprise, la scène a pris un tour vraiment étrange… Alex s'est comme pétrifié en voyant à quel point Izzie était sublime. Croyez-moi, il n'avait pas son air de séducteur en chasse. Et vous savez quoi ? En partant, il ne lui a même pas tenu la porte. Crétin un jour, crétin toujours. Il n'y a rien de plus à ajouter.

Au même instant ou presque, une tempête de plus couvait à l'autre bout du bar… La saga « Derek et Meredith »… Ils se chamaillaient depuis un moment déjà quand Meredith a fichu le camp en trombe… Derek sur les talons. L'infirmière Debbie a vaguement mentionné une histoire de séparation. J'imagine que c'était le sujet de la dispute. Derek n'a pas signé la demande de divorce. Pauvre idiot !

Dieu, à sa place, je l'aurais signée à la seconde où Addison me l'aurait tendue ! Je ne suis pas sûr de l'apprécier, Addison… Pour commencer, elle n'avait encore jamais mis les pieds dans mon bar. Voilà qui m'en dit long. Qui travaille au Seattle Grace sans jamais venir à l'*Emerald City Bar*, dites-moi un peu ? Addison ! Voilà pourquoi je ne la porte pas dans mon cœur. Un jour peut-être, elle m'incitera à réviser mon opinion à son sujet, mais pour le moment, je préférerais qu'elle ramène ses fesses à New York et qu'elle fiche la paix à ma Meredith !

Oui, le docteur Mamour a une sacrée décision à prendre… Meredith ou Addison ? Deux belles femmes… Et un type triste, dérouté. Vieux, il me tarde de voir laquelle il va choisir.

Au matin, je retournerai voir Cristina. Tant que sa mère est en ville, il faut bien que quelqu'un l'aide à raison garder…

Messagerie instantanée

Joe-je-sais-tout – connexion à 21 h 25

Joe-je-sais-tout :	Devine qui est là…
Debbie-la-commère :	Je sais qu'il ne peut s'agir du docteur Mamour – il est assis dans le hall d'entrée en ce moment même.
Joe-je-sais-tout :	Quoi ? Mais que fait-il là ?
Debbie-la-commère :	On dirait qu'il… réfléchit ? Pourquoi ? Qu'est-ce que ça peut bien te faire ?
Joe-je-sais-tout :	Meredith l'oblige à choisir. Ce sera Addison ou elle. S'il revient au bar, c'est qu'il aura choisi Meredith. Si on ne le revoit pas…
Debbie-la-commère :	On dirait bien en effet qu'on ne le reverra pas ce soir.
Joe-je-sais-tout :	Savais-tu qu'Addison porte des blouses rose saumon ? Qui de sensé la choisirait ?
Debbie-la-commère :	Joe ?
Debbie-la-commère :	Tu es toujours là ? Où étais-tu passé ?
Joe-je-sais-tout :	Navré… Je servais une autre tequila à Meredith. George, Izzie et ta Cristina viennent d'arriver.
Joe-je-sais-tout :	Des blouses rose saumon, hein ?
Debbie-la-commère :	Chut ! Addison vient de rejoindre Mamour…

Joe-je-sais-tout : Que font-ils ?

Debbie-la-commère : Ils discutent.

Joe-je-sais-tout : De quoi ?

Debbie-la-commère : Je ne lis pas sur les lèvres, Joe.

Joe-je-sais-tout : Bon, alors, ont-ils l'air heureux ? En colère ? Tristes ? Addison semble-t-elle sur le point d'enlever un de ses talons aiguilles pour crever l'œil de Mamour ? Dieu, ça ne peut rien présager de bon...

Joe-je-sais-tout – déconnexion à 21 h 43.

Messagerie instantanée

Joe-je-sais-tout – connexion à 22 h 45

Joe-je-sais-tout : OK, ça fait plus d'une heure... Le docteur McCharmeur est toujours en grande conversation avec l'âme damnée de Satan ?

Debbie-la-commère : Non, je crois que la parlotte, c'est terminé. J'ignore où ils ont pu passer...

Joe-je-sais-tout : Quoi ? Ils sont allés quelque part... ensemble ?

Debbie-la-commère : Là encore, je ne suis pas sûre...

Joe-je-sais-tout : Meredith demande toujours sa dose de tequila.

Debbie-la-commère : Pathétique...

Joe-je-sais-tout :	Eh, laisse mon chouchou tranquille !
Debbie-la-commère :	Je voulais juste... Ouh là !
Joe-je-sais-tout :	Ouh là ! Que... Tu regardes les infos ?
Debbie-la-commère :	Le biper de tout le monde vient de se déclencher ! Jésus-Christ... un pauvre diable privé de jambes vient d'arriver aux urgences... Et voilà une de ses jambes !
Joe-je-sais-tout :	Un déraillement ! Bonté divine...

Joe-je-sais-tout – déconnexion à 22 h 55.

Catastrophe ferroviaire

Le docteur Mamour a finalement fait son choix. Qu'imaginait-il donc ? L'imbécile préfère rester avec Addison ? Le chirurgien aux blouses rose saumon, cette « Grande Ordonnatrice des Basses-Œuvres de Satan » comme on la surnomme ? *Pour de vrai ?*

Bon, il fallait que ça sorte... J'ai vraiment de la peine pour Meredith. Elle doit avoir le cœur brisé. Vous auriez dû la voir au bar il y a deux heures... Ivre morte (toujours imbibée à la tequila, bien sûr). Le pire, c'est qu'on l'a rappelée d'urgence à l'hôpital pour traiter les victimes du terrible déraillement. L'odeur des chairs brûlées a dû la dessoûler très vite, remarquez...

McCharmeur a finalement réapparu... Seul petit problème : il revenait trop tard. Meredith et compagnie venaient de partir. Puisqu'il se pointait si tard, j'ai pensé qu'il avait de mauvaises nouvelles pour elle. Pauvre Meredith... Tout l'hôpital va jaser, j'en suis sûr. Ai-je encore envie de servir Mamour ? Il va devoir s'expliquer d'abord...

L'un dans l'autre, la nuit aura été assez calme, au bar. Tout ça parce qu'un péquenaud quelconque a voulu battre un train de vitesse... En attendant, il aura réussi à vider mon bar de ma clientèle, celui-là! Les heures m'ont paru interminables. Je vous l'ai dit, je déteste les nuits comme celle-ci. Pires que lorsque mon établissement fourmille d'étudiants de Washington fin soûls qui font s'entrechoquer leurs glaçons en croyant que je les servirai plus vite pour ça, qui fracassent leurs verres après s'être imbibés à la bière Jäger puis qui s'empoignent au jeu de fléchettes ou de billard! Mais je digresse...

Pauvre, pauvre Meredith... Cette nuit, c'est sa vie à elle qui déraille

Ceux qui agissent

Toutes les nuits, je vois deux types de personnes au bar : ceux qui sont capables de s'envoyer cul sec les six verres de tequila qu'ils commandent, et ceux qui parlent beaucoup pour pas grand-chose. Qui se dégonflent vite fait. Pour vous les amis, qui n'êtes pas forcément des piliers de bar, ça revient à dire qu'il y a les baratineurs et les autres – ceux qui agissent. Eh bien, ce soir, Alex se rangeait décidément dans la catégorie de ceux qui agissent et boivent cul sec.

Notre homme est arrivé et a tourné Izzie vers lui en lui donnant un baiser si passionné que mon débit de bière s'en est tari – il lui en a donné, de la langue! Alors... est-ce à dire que nous tenons là un couple officiel? Que quelqu'un me soulage de cette incertitude! S'agit-il du nouveau « *Burktina* »? Pour ma part, je doute qu'Alex soit prêt à se ranger. Croyez-moi, ses vieilles manières de « Docteur Satan » ne demandent qu'à réapparaître sous son beau bronzage, avec sa peau zéro défaut... Mais qui sait? Je pourrais me tromper. J'espère que c'est le cas. En vérité,

ils forment un joli petit couple. Et si quelqu'un est capable de dompter Alex, c'est bien Izzie.

Je suis ravi que tout le monde ait assisté à cet événement capital. Après une journée épuisante, même Meredith a pu revenir avec nous et voir ça. À mon sens, elle a connu des jours meilleurs. D'après l'infirmière Debbie, aujourd'hui on ne parlait plus que de Meredith et des docteurs Shepherd... Il paraît que cette dernière, qui est passablement sur les nerfs, en a grondé certains. *Ça*, j'aurais bien aimé le voir ! Si vous voulez mon avis, elle a besoin de garder la tête hors de l'eau. Je lui dégotterai un bellâtre encore plus séduisant que Mamour en personne !

Apparemment, Derek et Addison sont décidés à sauver leur mariage. Grand bien leur fasse. Après tout, ce ne serait pas le gars épatant dont Meredith nous parle s'il ne faisait pas le plus petit effort en ce sens... Ils sont mariés depuis onze ans tout de même ! Ils ont prononcé leurs vœux avant même que l'*Emerald City Bar* n'existe. Ils doivent au moins essayer d'éviter le naufrage, pas vrai ?

Mec, je crois que j'en tiens une, moi aussi... Oh, oh, voyez-vous ça ! Je ressens les effets de l'alcool... Je ne suis pas ivre, juste... pompette. Tout ça, c'est la faute de Cristina ! Après avoir vendu des tickets pour son opération à propos de la térodactyl, euh, je veux dire... de tumora... non ! théatorema... Bon, bref, l'intervention revient à éliminer une grosse masse tumorale. Ce soir, elle a offert une tournée générale, et m'a poussé, moi aussi, à lever le coude.

En service, normalement, je ne bois pas. Mais si vous avez la chance de connaître Cristina, vous devez comprendre pourquoi je me suis laissé faire. En outre, j'ai toujours été le type de mec à parler beaucoup mais à agir aussi. Je me devais donc de lui consentir ce petit plaisir.

Félicitations

Et merde ! La seule nuit où je décide de passer un peu de temps avec Walter, je rate l'unique personne que je brûlais de rencontrer : le docteur Addison Forbes Montgomery Shepherd !

Eh oui, elle serait apparemment venue au bar ce soir avec Mamour et deux de leurs amis de New York. Mec, j'aurais adoré voir ses satanés talons hauts hors de prix claquer sur le parquet de mon bar ! Voir Addison fouler aux pieds les coques de pistache et autres cacahuètes dont les clients jonchent le sol... Une vision follement classique !

À ce que je me suis laissé dire, l'un de leurs amis avait tout l'air d'un « Mamour du pauvre ». Et il se serait pris une de ces bitures... Il s'est mis à brailler puis s'est comporté comme un fieffé crétin en fichant le camp. Félicitations, pauvre idiot ! À ce qu'il paraît, Addison et Derek étaient sacrément embarrassés. Je me demande bien ce qui a pu provoquer cette petite scène.

Mais même si j'ai raté *ça*, Walter et moi étions aux premières loges pour assister à un autre *événement :* le rancard de Cristina et du docteur Burke... À proprement parler, je ne sais d'ailleurs pas si ce que nous avons vu mérite le terme de *rancard*. On aurait plutôt cru assister à une entrevue. Ou une interview. Disons que ça avait l'air plutôt tendu... Carrément, même.

J'ai emmené Walter au *Les Panisse*, un tout nouveau restaurant branché du centre-ville. Alors que je dégustais un steak fameux, j'ai relevé un instant les yeux de mon assiette et vu Cristina et Burke s'asseoir quelques tables plus loin. J'ai failli aller les saluer, mais il y avait quelque chose de bizarre... Ils n'ouvraient pas la bouche, ni l'un ni l'autre ! Ils se contentaient de jeter des regards à la ronde... Bonjour le malaise !

N'ont-ils donc rien à se dire en dehors du bloc ? Je trouve que leur relation n'est ni saine ni naturelle. Alors, je me fais du mouron pour eux. On dirait qu'ils se donnent du mal sans trop

savoir ce qu'ils font ni où ils vont comme ça... À la réflexion, c'est du plus haut comique!

Alors que Walter et moi nous apprêtions à partir, un type s'est effondré. Pour de bon. Une attaque. Une chance qu'il ait eu deux médecins à proximité... Cristina et Burke se sont précipités auprès de notre Monsieur l'Évanoui pour vérifier ses signes vitaux. Les voir ainsi faire équipe, c'était plutôt chou. Soudain, leur « entrevue » s'achevait et leur « rancard » débutait pour de bon... Félicitations vous deux, voilà que vous vous comportez enfin comme un véritable couple!

Oh, j'allais oublier... On dirait que notre cher Tyran va être maman. Bailey, enceinte! Outre Derek et Addison, tout le monde faisait déjà des gorges chaudes de Bébé Tyran à l'*Emerald City Bar* ce soir... Je suis ravi pour Bailey. Faut-il comprendre que, dans un avenir très proche, elle s'amusera à ouvrir les patients en deux avec un bébé sanglé en travers de la poitrine? On peut toujours rêver... Je vais de ce pas commander des fleurs. Des félicitations s'imposent.

Je veux être un grand chef !

Souffrez que je vous fasse part d'un de mes fantasmes secrets (doublé d'un rêve récurrent)... Simple et direct, vous allez voir.

Je suis chez moi, et j'ai mis les petits plats dans les grands pour recevoir mes distingués convives. Le banquet est somptueux. Autour d'une table dressée dans les règles de l'art, tous mes proches amis patientent... Ils ont hâte de faire honneur à ce dîner de fin gourmet que j'ai mis des jours à préparer. Bon, plan d'enchaînement : l'armada de serviteurs que j'ai personnellement engagée au moment où elle jaillit littéralement de ma cuisine, portant des myriades de mets alléchants! Mes invités sont aux anges! Les yeux écarquillés, ils en ont l'eau à la bouche... Mon ami Tony en salive par avance. Les couverts entrent dans la danse, chacun

s'extasie à plaisir sur chaque bouchée... Quant à moi, eh bien, je n'arrête plus de sourire. Promu grand chef pour l'occasion, je suis extraordinairement fier de mes talents de cordon-bleu!

Bon, ça peut vous surprendre, naturellement, mais toute ma vie, j'ai vraiment rêvé d'une chose : savoir cuisiner. Mes clients me traitent fréquemment de génie lorsqu'il s'agit de créer des cocktails. Cependant, quand il faut préparer à manger, eh bien... je suis d'une nullité crasse. Si j'étais autant dans mon élément dans une cuisine qu'au bar, j'ai le sentiment que tous mes problèmes se résoudraient. Je vivrais au paradis, dans une bulle radieuse. Ça a l'air stupide, je sais, mais Dieu, que les batteurs électriques sont sexy!

Quoi qu'il en soit, j'ai un banquet de Thanksgiving de prévu chez Meredith, et j'ai décidé d'apporter une tourte à la citrouille. Oh, avec Walter... Oui, nous sortons ensemble depuis deux ou trois mois maintenant. Vous savez quoi, je le taquine encore à propos de cette poupée Judy! La petite fête de Meredith sera la première occasion pour Walter de bavarder avec mes amis de l'hôpital. Alors, je suis nerveux. Avec un peu de chance, il s'entendra bien avec tout le monde.

Mec, rien que de penser à cette tourte à la citrouille, j'en ai déjà l'estomac en capilotade! Mais je me suis convaincu que j'allais y arriver. Je vais m'accrocher, et faire la meilleure tourte à la citrouille de l'histoire de la tourte à la citrouille!

À propos, quelqu'un aurait-il de succulentes recettes de grands-mères à me communiquer? Du genre à donner l'eau à la bouche? Une tourte délicieuse et goûteuse? N'hésitez pas, surtout...

Messagerie instantanée

Joe-je-sais-tout – connexion à 18 h 03

Joe-je-sais-tout :	Ravi que tu sois de retour ; tu m'as manqué, Deb.
Debbie-la-commère :	Toi aussi, tu m'as manqué, Joe. Mon pauvre oncle Pete… Au moins, il aura eu une belle vie. Comment était votre dîner de fête ?
Joe-je-sais-tout :	Laisse-moi te dire que Preston est mon nouveau héros !
Debbie-la-commère :	Preston ?
Joe-je-sais-tout :	Le docteur Burke, si tu préfères…
Debbie-la-commère :	Vous vous appelez par vos prénoms maintenant ?
Joe-je-sais-tout :	Eh oui… Nous voilà potes !
Debbie-la-commère :	Il a dû feindre d'aimer ta tourte à la citrouille ou un truc de ce genre…
Joe-je-sais-tout :	Eh ! Pour ton information, ma tourte à la citrouille était fabuleuse !
Debbie-la-commère :	Bien essayé… J'ai appelé chez toi et j'ai eu Walter. Je t'entendais baliser à mort en arrière-plan ! Tu l'as fait cramer, pas vrai ?
Joe-je-sais-tout :	C'était toi au bout du fil ? Super ! En allant chez Meredith, j'ai fait un saut à la boulangerie-pâtisserie…

Debbie-la-commère :	Alors, que s'est-il passé avec « Preston » ?
Joe-je-sais-tout :	Il a opéré… une dinde.
Debbie-la-commère :	Naturellement ! C'est le docteur Burke. C'est son boulot.
Joe-je-sais-tout :	Il a fait de la gastronomie un art supérieur.
Debbie-la-commère :	C'était divin à ce point ?
Joe-je-sais-tout :	Un peu mon neveu ! J'aurais bien aimé m'attarder un peu plus pour pouvoir y goûter… Mais je devais descendre au bar. Thanksgiving, c'est…
Debbie-la-commère :	… une des périodes les plus agitées de l'année, je sais, Joe.

Joe-je-sais-tout – déconnexion à 18 h 45.

Sixième sens

Quand on est barman, on a l'occasion de rencontrer des gens de tout horizon, de toute catégorie. C'est un des aspects de ce métier que je préfère. Dans un bar, vous retrouvez toutes les facettes de la nature humaine. Cela ne devrait donc surprendre personne si je dis que j'ai un sixième sens en ce qui concerne les gens. En deux minutes top chrono, je suis à peu près capable de déterminer à qui j'ai affaire. Personnellement, je pense que mon instinct affûté au rasoir des relations publiques constitue un véritable don. C'est même ce qui fait en partie qu'on m'apprécie autant.

Mais voilà où je veux en venir (car j'ai une raison de vous

parler de tout ça). Hier soir au bar, Meredith a fait jouer mon instinct. Un type l'avait abordée, finissant par lui offrir un verre. Au début, j'ai gardé profil bas, en feignant de ne surtout pas prêter attention à leur petite conversation. (*Nota bene* : je fais toujours ça, non que je sois une fouine, mais je considère qu'il est de mon devoir de protéger mes clientes des innombrables importuns, poivrots du sexe fort qui se pointent à l'*Emerald City Bar* rien que pour abuser des douces et innocentes jeunes filles.)

Bref. Pendant quelques minutes, Meredith flirte avec le type, ponctuant leur discussion de gloussements à propos. Peu après, notre homme s'excuse poliment, le temps de faire un tour aux toilettes. Meredith me demande alors mon avis. Délibération... Et c'est là que mon sixième sens entre en jeu. Pas de bouquet de fleurs en vue ni de publication de bans... Aucun signe avant-coureur qu'il puisse s'agir des prémisses d'une relation sérieuse. Notre don Juan cherche juste une aventure d'un soir, rien de plus... C'est alors que Meredith me sort que ça lui va très bien ! Elle ne demande qu'à s'amuser, profiter un peu de la vie. Et pourquoi pas ? La pauvrette le mérite, vous ne croyez pas ? Elle ne fera de mal à personne, après tout...

Quoi qu'il en soit, dès que le gars revient, Meredith se lève, lui prend la main et hop ! plus personne ! Génial... Tant mieux pour elle. Je saurai tout demain soir, j'en suis certain. À la réflexion d'ailleurs, ces derniers temps, elle revient souvent ici le soir...

Passons aux choses sérieuses

À ce qu'il paraît, une dame admise au Seattle Grace va accoucher de quintuplés ! *Cinq* bébés pour une seule femme ! Dingue, non ? Les médias couvrent l'événement non-stop. J'imagine que ce n'est pas tous les jours qu'on met *cinq* bébés au monde... Qui l'eût cru...

La nuit durant, les journalistes et les reporters se sont succédé

au bar. Bière après bière... Et moi qui croyais que les internes avaient déjà une sacrée descente! Quoi qu'il en soit, il y avait tellement de monde que j'ai failli devoir reporter le tournoi mensuel de fléchettes que j'organise. J'ai failli, oui...

Il s'en est fallu de peu. Tous les mois en effet, j'organise un tournoi amical, et tous les mois, cette rencontre sportive tourne à la mêlée générale... Les noms d'oiseaux fusent, du style mate-moi-encore-comme-ça-et-je-te-crève-les-yeux-à-coups-de-fléchettes! Ouais, c'est très intense!

Ce soir, Walter est sorti tôt du bureau afin de pouvoir y participer. Au final, on a formé tous les deux une équipe contre George et Debbie. Cette dernière est réputée pour faire mouche à tous les coups, naturellement. Et chose surprenante, George aussi est très doué. Mais ce soir, il était complètement à côté de la plaque... Bref, mon équipe a gagné haut la main!

J'en ai reparlé avec George ensuite (il a toujours été un chic type, soit dit en passant) et j'ai découvert que *quelque chose* le turlupinait. Ou plus précisément, qu'il n'avait de pensées que pour... « *Pour qui?* » me suis-je écrié! Je voulais le nom de la nana qui venait de lui faire perdre la compétition. Mais ce bon vieux George refusait de se déboutonner... Il a fini par céder au prix de quelques verres...

« *Meredith!* » a-t-il enfin avoué.

Mince. « *Mauvaise pioche* », lui ai-je répondu. Ces deux-là n'ont franchement rien en commun! Le fil de leur vie ne se touche même pas... Sans compter qu'ils sont colocataires!

Il pense lui demander de sortir avec lui. Quoi qu'il fasse, je l'ai supplié de ne surtout pas employer ce genre d'expression avec elle... Leur petite virée – si virée il y a – devrait paraître informelle, pas vrai? Il m'a répondu qu'il en avait plus qu'assez de louvoyer, de faire comme si, et qu'il était prêt à prendre le mors aux dents. Oh, ciel... Voilà qui promet! De toute évidence, le top du top, quand on est barman, c'est que tout le monde vous dit tout. Mais... c'est aussi très embarrassant.

Lait de poule chaud pour réchauffer le dégonflé...

Je n'ai guère le temps en ce moment de blaguer sur mon blog car mes doigts dégoulinent littéralement de beurre fondu et de sucre de canne... Eh oui ! Cette année, j'ai décidé de (tenter de) faire une concoction de lait de poule chaud pour les vacances. Jusque-là, tout va bien. Mais comme j'avais besoin d'une pause, me revoilà... Et je vais vous reparler de... George.

Bon, apparemment, il est revenu sur sa détermination (style : « je-vais-demander-à-Meredith-de-sortir-avec-moi-et-personne-ne-m'en-empêchera »). Oui, mon garçon souffre d'un grave refroidissement (traduction : il hésite...) et il n'a pas mis son plan à exécution. Je l'ai revu tantôt et il m'a expliqué que Mamour lui faisait trop d'ombre pour qu'il tente sa chance. À propos, notre McCharmeur de docteur m'appelle encore pour vérifier que je me remets parfaitement bien de mon opération au cerveau. Alors oui, je continue de lui servir son double scotch pur malt habituel.

J'ignore pourquoi au juste, mais mon petit doigt me souffle que l'histoire est loin d'être finie. J'en entendrai reparler, du grand amour de George... Qui sait, je pourrais me tromper (mais en ce domaine, je vois très souvent juste).

Au cas où ça intéresserait quelqu'un, voici la recette de mon père pour confectionner du lait de poule chaud (donnez-moi vos impressions, les gars) :

Mélangez les ingrédients suivants en y ajoutant ensuite 2 litres d'eau bouillante :

2 tasses pleines à ras bord de sucre de canne
1 tasse pleine aux ¾ de beurre
3 bâtons de cannelle
6 clous de girofle
½ cuiller à café de poudre de noix muscade
1 pincée de sel

Faire mijoter le mélange obtenu à feu doux pendant 6 heures, puis ajouter 2 cuillers de rhum avant de servir dans une chope chaude – en couronnant le tout de crème fouettée, bien sûr !

Les docteurs Shepherd

Je suis donc à mon travail (là où je me tiens toujours) en train de remplir un broc de bière pour mon pote Jim… tout en réfléchissant au cocktail spécial que je pourrais concocter au Nouvel An… à m'occuper de mes affaires, quoi… lorsque j'entends une femme demander de mon lait de poule chaud ! Je lève les yeux, et qui vois-je en face de moi ? Celle que je n'avais encore jamais vue à l'*Emerald City Bar*… Addison Shepherd ! Enfin !

À ce moment précis, je n'étais pas entièrement certain qu'il s'agissait bien d'elle. Je savais seulement qu'elle était rousse, affectionnait les blouses rose saumon et adorait mettre les bébés au monde en talons hauts (très *très* hauts)… Je ne l'avais jamais croisée en chair et en os. Alors je n'étais pas sûr de servir l'incarnation du Mal à l'état pur…

Bon, peut-être que j'y vais un peu fort avec cette bonne femme… Mais c'est plus fort que moi. À ce stade, toute ma loyauté va toujours à Meredith. Ça changera peut-être. Je pourrai renvoyer Addison à Manhattan dans un de ces vieux cartons de bière qui encombrent régulièrement mes placards… Qui sait ?

Bref. Quelques minutes plus tard, Mamour se pointe et confirme mes soupçons. Oui, cette rouquine est bel et bien le docteur Addison Forbes Montgomery Shepherd. Quel nom à coucher dehors… Quelle femme a besoin d'autant de lettres pour écrire son patronyme ? Sérieusement !

Derek s'est assis près d'elle et tous deux se sont mis à parler… parler… parler ! J'ai essayé de tendre l'oreille, mais je ne captais pas grand-chose. En revanche, j'ai entendu le nom « Meredith » à plusieurs reprises. Apparemment, Addison était très nerveuse – et

Derek a commandé quelques doubles scotchs pur malt de plus. Leur entrevue avait donc pris un tour passionné. Trente minutes se sont écoulées, puis Addison s'est levée et est partie. Pas de « Bye » ou de « Bonne nuit ». Juste : « Merci, Joe, votre lait de poule était délicieux »... Rien ! Elle a décampé sans un mot de plus. Après être resté seul quelques instants, Derek a plaqué une poignée de billets sur la table puis a filé à son tour. L'air vachement songeur...

Je me demande comment seront les docteurs Shepherd demain matin. Après tout, le Nouvel An approche, avec ses bonnes résolutions et ses nouvelles possibilités... Seul le temps le dira !

Même situation dramatique, nouvelle année

OK, la question c'est : après avoir eu une opération du cerveau il y a quelques mois, si vous faisiez une chute de ski spectaculaire où vous finissez planté dans une congère en vous heurtant précisément là où le docteur Mamour vous a opéré, vous ne seriez pas un peu inquiet, par hasard ? Je me disais aussi... Eh bien, quand ça m'est arrivé à *moi*, figurez-vous que je me suis drôlement rongé les sangs moi aussi !

Eh oui, le week-end dernier, Walter et moi avions décidé d'aller skier pour nos vacances du côté de Whistler. Et je descendais justement cette pente abrupte avec laquelle je m'étais pourtant familiarisée lorsque tout à coup, mes skis se sont croisés... Et l'instant suivant, je me suis retrouvé tête la première, fiché dans une congère à manger de la bonne neige bien froide !

Mais pas de panique ! Je vais bien ! Promis. Hier, je suis même retourné voir le héros en personne, le docteur Shepherd. Il a jeté un coup d'œil à mon crâne puis m'a assuré que tout allait pour le mieux. Quel soulagement ! Je m'en voudrais de replonger, et de subir une nouvelle opération en arrêt cardiaque hypothermique. Quelque chose me dit que ce serait abuser, que cette fois, la chance pourrait me laisser tomber...

Lors de la consultation, Mamour et moi nous sommes retrouvés à parler nanas… C'est drôle comme les gens voient toujours en moi Joe le barman, même hors de mon aquarium… Bref, j'ai réussi à lui demander comment allait Addison – l'air de rien, vous savez, le plus innocemment du monde… Mamour s'est immobilisé, m'a regardé, souri, et il allait répondre quand… l'infirmière Debbie est entrée ! Elle a balancé quelque chose à propos du patient de la chambre 4313 qui avait besoin d'un truc imprononçable – alors vous l'épeler, même pas en rêve ! Enfin, Mamour me serre la main et file illico faire des siennes auprès d'autres patients…

Et me revoilà au bar, à faire moi aussi ce que je fais de mieux (un métier que j'adore toujours !). Je n'ai plus revu Meredith depuis quelque temps, j'ai donc un peu de retard côté dernières nouvelles du front… En revanche, j'ai revu George il y a peu. Lui avait l'air… préoccupé. En le servant, je lui ai demandé ce qui n'allait pas. Au lieu de répondre, il a carrément hissé une jambe sur mon comptoir ! Complètement déboussolé, j'ai préféré éloigner le verre… C'est alors que George a attiré mon attention sur l'ourlet de son jean… en lambeaux ! Il a ôté sa chaussure en désignant sa chaussette… avec des trous partout ! Apparemment, le chien de Meredith adore ses fringues qu'il mastique à longueur de temps ! Pauvre George… Mais ça me fait toujours marrer quand j'y repense, que voulez-vous !

Bon, on ferme d'ici pas longtemps… Tous mes vœux pour la Nouvelle Année !

Deux peuvent jouer à ce petit jeu : les anecdotes de l'infirmière Debbie

On dirait bien que ma copine Debbie a décidé de collecter un tas d'histoires à mon sujet… *Yep*, au Seattle Grace, elle interroge tout le monde à mon propos… Comme si elle projetait d'écrire

une bio non autorisée sur Joe et son bar! Allez, Debbie... C'est quoi, ton idée?

Tu ne me feras tout de même pas croire que ces jours-ci, tout le personnel se tourne les pouces à l'hôpital tellement les affaires vont mal! Hein? Deb sans un débridement (l'ablation des tissus nécrotiques d'une plaie, si vous préférez) ou un abcès à soigner? Tu rigoles? Je me demande ce que le chef du service dira en apprenant que tu joues les journalistes d'investigation au lieu de... oh, je ne sais pas, moi... de sauver des vies?

Quoi qu'il en soit, j'entrerai dans le petit jeu de Debbie en lui rendant la monnaie de sa pièce. Si elle veut glaner des racontars sur mon compte, eh bien, ma nouvelle mission sera également de collecter quelques faits croustillants à souhait sur notre infirmière préférée.

Et voilà le travail... Imprimé à partir des notes hâtives que quelques-uns de mes meilleurs clients ont laissées sur les serviettes de cocktail. Ah, les histoires sur l'infirmière Debbie... Tout le monde en connaît au moins une, vous savez.

MON HISTOIRE SUR DEBBIE – PAR ALEX KAREV

Une minute! Vous voulez que j'écrive un truc sur... qui? Mince alors! Je ne me souviens jamais du nom des infirmières... Je ne me rappellerais même pas laquelle vient de changer le bassin du « mec Colon » il y a quelques heures à peine... Quoi? Pourquoi me regardez-vous comme ça, vieux? Les infirmières? Elles se valent toutes pour moi.

(*Note du rédacteur : OK, c'est moi, Joe. Bon, je l'interromps pour lui montrer une photo de Debbie sur mon portable. Et...*)

Ah, oui! OK... L'infirmière Debbie. Celle qui rend dingue cette rosse de première de Cristina... Je l'aime bien, celle-là. C'est une des plus valables, en fait. Je crois que nous avons le même humour vache et tordu.

Une fois, alors que le mec qui ingère les poupées Judy au déjeu-

ner était hospitalisé, je me trouvais en salle de garde. Et je venais justement d'acheter une grappe de poupées Judy... Quoi ? C'était pour blaguer, les potes ! Arrêtez de me regarder comme ça ! Bref, j'étais en train de dévisser le cou de la première lorsque l'infirmière Debbie a ouvert la porte en cherchant quelqu'un du regard... À la vue des poupées, elle a pouffé de rire ! Je lui ai dit de ficher le camp. Elle s'est carrément gondolée ! À mon avis, ça l'éclatait de voir que je n'arrivais pas à décoller la maudite tête de cette putain de Judy... ! Bref... Ces jouets sont drôlement bien faits, quoi qu'il en soit. Debbie est repartie en se tenant les côtes. Qu'elle aille au diable !

Deux ou trois minutes plus tard, elle était de retour alors que je me débattais toujours avec cette satanée tête de poupée... Debbie s'est assise près de moi en s'emparant d'une autre. Lui tenant les jambes, elle m'a dit de tirer sur le cou. Et voilà comment nous sommes arrivés à les décapiter l'une après l'autre ! Elle les maintenait par les jambes et moi, je leur arrachais la tête ! Simple. Mec, j'étais impressionné ! Une bat' de poulette, la Debbie... Eh, avec un brin de maquillage et une coiffure qui ressemble à quelque chose, je serais même... Hum, peu importe. Écoute, Joe, ça te va comme anecdote sur Debbie ? Bon, alors, tu me remets ça !

MON HISTOIRE SUR DEBBIE – PAR MIRANDA BAILEY

Croyez-le ou non, l'infirmière Debbie fut une des premières personnes que j'ai croisées à l'hôpital. Avant d'être connue comme « le Tyran », avant même que je ne sois « Bailey »... J'étais juste une interne. Naïve et empotée. Je ne parlais à personne. Je ne souriais à personne. Je ne me faisais pas d'ami(e). Eh, oui... moi contre le monde entier. Et l'infirmière Debbie a changé mon comportement. Très vite...

Elle m'a inculqué les bonnes manières. Et appris le respect. Non pas seulement envers mes patients, mais aussi envers mes collègues et mes supérieurs. Ah oui, une des leçons les plus importantes de Debbie est la suivante : éviter d'emmerder les

infirmières. Sinon, elles vous mèneront la vie dure. Elles vous feront tellement d'embrouilles que vous pleurerez dans votre sommeil en appelant votre maman... Et si vous croyez que je plaisante ou que j'exagère, c'est la preuve que vous n'avez jamais essuyé les foudres d'une infirmière en pétard.

Au début de mon internat, j'ai justement commis l'erreur d'emmerder Debbie. Toute la journée, nous avions collaboré au cas d'un patient sur le point de subir une opération à cœur ouvert. J'ignore si je souffrais d'un manque de caféine ou quoi, mais je suis devenue de plus en plus grincheuse. Et je me rappelle avoir ordonné à Debbie d'aller me chercher du café. *Yeh !* Je me suis prise tout à coup pour un chirurgien génial. Pauvre petite Bailey stupide et ignorante... Je ne connaissais pas encore mon rôle, apparemment. Je lui ai dit : « Va me le chercher. »

Eh bien, pour y aller, elle y est allée... Elle m'a apporté mon café. Et je l'ai savouré. Dans la galerie. En regardant Debbie et d'autres idiots opérer mon patient à cœur ouvert. J'avais mon café... Et Debbie était vengée. Vous savez, je n'ai plus remis les pieds au bloc pendant un mois.

Yep. Des semaines durant, j'ai eu droit à la totale. Je n'arrêtais plus de courir partout pour faire les corvées. Je le méritais, cela dit. Alors croyez-moi sur parole, vous préférerez toujours que je vous allonge deux ou trois allers-retours plutôt que de vous mettre les infirmières à dos. Erreur fatale.

MON HISTOIRE SUR DEBBIE – PAR RICHARD WEBBER

La seule raison pour laquelle je suis au bar en ce moment, c'est parce que ma femme se tient près de moi, et qu'elle m'oblige à écrire ces mots sur la serviette de cocktail. Quand Adele a appris que vous collectionniez les anecdotes sur l'infirmière Debbie, elle m'a ordonné de m'asseoir et de vous faire part de mes pensées... Quel imbécile je suis d'être venu là ! Je m'étais pourtant toujours soigneusement tenu éloigné des bars. Mais Debbie est une des

infirmières les plus fiables et les plus dignes de confiance du Seattle Grace. Me voilà honoré de participer à l'aventure. Même si je me retrouve au bar...

Vous voyez, elle fait partie de la famille – ou c'est tout comme. Tandis qu'Adele veille sur moi à la maison, c'est Debbie qui me fait filer droit au boulot. En fait, c'est même elle qui tient précisément ma femme informée de tout ce que je fais à l'hôpital. Quand je suis retenu en chirurgie et que je ne pourrai pas être à l'heure pour le dîner, c'est encore elle qui prévient mon épouse. Toujours elle qui me rappelle les anniversaires, les dates des vacances... et les anniversaires de mariage. OK, Adele voudrait bien que j'efface ces derniers mots, mais c'est la vérité. Non, je n'effacerai pas ça, Adele !

Je me souviens du jour où Debbie organisa une superbe fête d'anniversaire à la cafétéria de l'hôpital pour mes cinquante ans. Le personnel au complet y fit son apparition – elle y veilla. En remuant ciel et terre pour ça... Un magnifique gâteau au chocolat. Des cadeaux. Des serpentins. Des banderoles... Elle avait même engagé un Disc Jokey ! Et naturellement, il y avait les chapeaux pointus de rigueur. Vous savez, ces trucs débiles dont on vous affuble à l'école élémentaire ? Oui, monsieur, elle en a même fait porter un au docteur Burke ! J'ai des photos qui peuvent le prouver ! Quelque part... Adele ajoute qu'elle les retrouvera et les apportera un jour au bar.

Ah, le bon vieux temps... La surprise que j'ai eue en entrant dans la cafétéria... Je ne suis pas près de l'oublier ! L'infirmière Debbie, il n'y en a pas deux comme elle. Elle m'inspire le plus vif respect – tout comme ses collègues que je côtoie chaque jour au travail.

MON HISTOIRE SUR DEBBIE – PAR ADDISON SHEPHERD

Moi aussi, j'ai une anecdote fantastique sur l'infirmière Debbie ! C'est elle qui m'a familiarisée avec l'univers de la vente en ligne. Sans rire. Oui, je suis bien un chirurgien de réputation mondiale spécialiste de la néo-natalité, titulaire d'une chaire

pédiatrique. Je travaille du matin au soir, tous les jours. Et quand je ne travaille pas, je pense encore boulot. Alors il me reste bien peu de temps à consacrer à la seule activité qui rende les femmes vraiment heureuses… Le shopping, bien sûr !

À New York, c'était simple. Je n'avais aucun mal à me rendre à Bloomingdale's and Saks. Même durant ma garde ! Il me suffisait d'y pousser un pas ou de prendre le métro. Ici, à Seattle ? C'est *entièrement* différent. Je n'ai pas eu le temps de dénicher de chic petites boutiques ou même de grands magasins de mode. Non. J'assure mes gardes, puis j'arpente une bande de terrain interminable (qui n'a jamais été faite pour les talons aiguilles, notez bien) avant de gagner la caravane où – insiste lourdement mon mari – nous devons fonder notre merveilleux foyer. Bon, d'accord, je m'égare…

Où en étais-je ? À l'infirmière Debbie… Alors, il n'y a pas si longtemps, je savourais mon café au lait matinal lorsque je l'ai surprise en train d'admirer une des paires de chaussures les plus sublimes que j'aie jamais vues… sur son écran ! Je me suis précipitée vers elle en lui demandant la marque. Eh bien, en un mot comme en cent, l'infirmière Debbie et moi avons passé l'heure suivante à surfer sur ce site-là… Et, une fois soulagée de 1 600$, j'avais deux toutes nouvelles paires de chaussures exquises expédiées à mon adresse *via* la Toile Mondiale, en envoi prioritaire (vingt-quatre heures garanties). Super-cool, non ?

Depuis lors, je suis littéralement obsédée par les achats en ligne. Un site génial en amène un autre, et puis un autre, toujours meilleur… La technologie, c'est fantastique ! Et vous savez quoi, sans l'infirmière Debbie, je n'aurais même jamais songé à Internet pour faire mon shopping. Ça m'a tellement aidée ! En plus, ça me redonne une pêche d'enfer ! *Et* du cœur au ventre. Mais plus important encore, le shopping par correspondance me permet de me détendre. Mon mari, lui, se réjouit moins de mon nouveau passe-temps, mais bon… Je mets mes petites folies sur le compte de l'infirmière Debbie. Je l'adore !

MON HISTOIRE SUR DEBBIE – PAR MEREDITH GREY

Joe ! Je viens ici pour bavarder, et tout ce qui vous intéresse, c'est une anecdote sur l'infirmière Debbie ? Sérieux ? OK, bon, vous êtes très sérieux... Debbie et vous collectionnez les petites histoires l'un sur l'autre, en fait.

Ça me fait sourire, désolée. Tout semble toujours revenir au même point, c'est drôle... Vous ne trouvez pas ça étrange ? Même ça, maintenant... Retour à la case départ. Vous savez, c'est elle, Debbie, qui m'a appris l'existence de votre bar. Où j'ai croisé Derek pour la première fois... Et me revoilà à tenter d'oublier mes problèmes (en rapport avec lui) tout en... rédigeant une anecdote sur l'infirmière Debbie. Vous voyez ce que je veux dire ? Boomerang.

Oui, avant même d'entamer officiellement le programme, j'avais déjà rencontré Debbie. À l'hôpital, je venais de remplir une liasse de formulaires. Et comme je tenais à me faire ma petite idée sur la vie qui m'attendait dans les deux années à venir, disons que... je me suis offert un petit tour. Et très vite, je suis tombée sur un groupe d'internes, à la cafétéria. Tous plaisantaient, parlaient des patients... ils prenaient du bon temps, quoi. Ils avaient pourtant l'air sur les rotules, mais visiblement, ils appréciaient encore d'être les uns avec les autres.

Quoi qu'il en soit, je n'arrêtais plus de les dévisager... D'ici quelques jours, je me disais que j'allais me retrouver à leur place. Peu à peu, je commençais à réaliser... Tout à coup, j'entends une femme lancer : « Et tous les soirs, vous boirez même avec eux au bar d'en face... » J'ai relevé les yeux vers l'infirmière Debbie. Je lui ai souri. Alors, elle m'a régalée de quelques anecdotes amusantes sur les internes, en m'expliquant tout ce qu'il y avait à savoir sur l'*Emerald City Bar*. Elle m'a conseillé de ne pas m'inquiéter à l'avance, le stress envahirait tout mon quotidien, mais... « Vous aurez toujours l'*Emerald City Bar* », a-t-elle conclu.

Ce fut donc elle, mon « comité d'accueil » officiel au Seattle

Grace, ainsi qu'au bar de Joe. Je me demande si elle s'en souvient. Je le lui demanderai. OK, Joe, au nom du principe universel du boomerang… vous ne pourriez pas me servir une autre rasade de tequila ?

MON HISTOIRE SUR DEBBIE – PAR DEREK SHEPHERD

Dès l'instant où je suis arrivé à Seattle, on dirait que l'infirmière Debbie et moi avons toujours travaillé côte à côte. On a procédé à d'innombrables interventions, elle et moi. On a même eu quelques bons moments. Peu de gens le savent, au fond (et beaucoup ne seraient pas de cet avis, d'ailleurs), mais elle a vraiment un sens de l'humour fantastique ! Teinté de sarcasme, disons… Moi, j'aime bien ça. Le sarcasme, ça me fait rire !

Bref, un des souvenirs les plus vivaces que je garde de l'infirmière Debbie remonte à quelques semaines à peine avant mon emménagement ici. Je lisais un magazine de Seattle tout en essayant de déterminer ce que j'allais faire le lendemain – ma journée de repos. Je ne connaissais pas encore très bien la ville, ni ses hauts lieux. En examinant une pile de dossiers concernant les patients, l'infirmière Debbie elle-même a distraitement parlé des ferry-boats (vous savez, avec sa façon bien à elle de mentionner les choses en passant…).

Ah, oui, les ferry-boats… Je vivais à Seattle depuis six semaines, et j'ignorais qu'il existait une flotte de ferry-boats à ma disposition. Debbie m'a tout dit à ce propos, captivant mon attention. Ces prétendus « ferry-boats » m'ont fasciné. Un peu plus tard ce jour-là, elle m'a tendu un bout de papier. Il s'agissait d'un itinéraire prenant une journée entière. Et ce fut fabuleux ! Un tour complet des monuments et des hauts lieux de Seattle, avec quelques virées à bord de ferry-boats…

Depuis ce jour-là, prendre un ferry-boat jusqu'à Bainbridge, disons, me fait toujours un bien fou. Ça me permet de garder la raison. Si je pouvais, je commencerais chaque journée par un

petit tour en ferry-boat. Ça détend. C'est apaisant. Rien qu'une tasse de café, le vent, l'eau, le ferry-boat… et moi. Ah, infirmière Debbie, je vous remercie ! Sans les ferry-boats, mon existence à Seattle serait bien moins agréable.

MON HISTOIRE SUR DEBBIE – PAR CRISTINA YANG

Quelle stupidité ! Quelle perte de temps… Je fais semblant d'écrire sur cette vieille garce d'infirmière, Debbie ou truc-machin… Comme Joe ne lit pas par-dessus mon épaule en ce moment, j'en profite pour avoir l'air de… alors qu'en réalité je tente de noircir un bout de papier avec des idées décousues pour en finir avec ce petit « jeu » immature et pouvoir enfin me commander à boire. Je suis bien dans un bar, bon sang, et… !

OK, me voilà prise sur le fait. Izzie, naturellement, a vu ce que je manigançais et a prévenu Joe. Sale rapporteuse ! Où est-on, là ? En quelle classe ? J'ai menti, et après ? La belle affaire ! Ce n'est pas beau de mentir, et *gna gna gna*.

Bon alors… Pas le choix, il faut que j'apporte ma contribution. Sinon, Joe refuse de me servir.

Très bien. OK. L'infirmière Debbie… *Hum*.

Bon, vous savez quoi ? Cristina n'a pas pour habitude de faire des trucs pareils. *Je* ne serre personne dans mes bras. *Je* ne me livre pas à de doux gestes de gratitude. *Je* n'admets pas mes torts. Et *je* ne raconte pas d'histoires sur l'infirmière Debbie.

Et si je vous parlais du jour où elle m'a collé tout un après-midi de touchers rectaux ? Oh, et la fois où elle m'a fait nettoyer le vomi du frère d'un patient ? (Le *frère*, même pas le patient !) Un type qui courait partout en rendant tripes et boyaux… Eh oui, elles sont fameuses, celles-là.

Sauf que Cristina en garde un très mauvais souvenir. Merci, Joe, de me faire revivre tout ça. Satisfait ? Bon, assez rigolé. Vous savez quoi ? Inutile de me servir. J'allais partir de toute façon.

MON HISTOIRE SUR DEBBIE – PAR PRESTON BURKE

En cette belle soirée, j'ai une histoire géniale à partager avec vous, Joe, à propos de l'infirmière Debbie. Je peux même la résumer en un mot tout simple : la paëlla. Au cas où vous l'ignoreriez, il s'agit d'un succulent plat de riz que j'aime particulièrement concocter le dimanche soir. Surtout l'été. Joe, croyez-moi, la paëlla n'a pas son pareil !

Alors donc, il n'y a pas bien longtemps, j'étudiais le planning lorsque j'ai senti une odeur que je n'ai pas l'habitude d'humer dans les halls du Seattle Grace… Un fumet très riche, ensorcelant et presque épicé… Une paëlla !

Je me suis retourné pour en chercher la source. Et, penchée sur le bureau des infirmières, j'ai vu Debbie manger dans un récipient en plastique. Dès que je me suis approché, elle m'a lancé qu'elle ne partageait pas… Moi non plus, je ne partage pas ! Je lui ai demandé ce qu'elle mangeait, et c'était bien de la paëlla.

Apparemment, elle en avait cuisiné un plat la veille. Et elle se régalait des restes. Nous en avons parlé un bon quart d'heure – des petits secrets de sa recette, différente de la mienne. En fait, elle ajoute un peu de cannelle à sa paëlla. Sérieux ? De la *cannelle* ? Je lui ai dit qu'elle n'avait pas intérêt à mêler trop d'épices car il importe de ne pas noyer le bon goût du riz et du safran qui composent la base du plat.

C'est alors qu'elle m'a lancé un défi : ce serait à qui de nous deux cuisinerait la meilleure paëlla… Au début, j'ai hésité. Je n'avais rien à prouver. Tous ceux qui goûtaient à ma paëlla en tombaient raides dingues. Mais Debbie a insisté, me défiant carrément sur mon propre terrain ! Et en présence des internes et des autres infirmières de mon bloc opératoire… oui, devant toute l'équipe ! J'étais bien obligé de relever le challenge…

Le lendemain, elle et moi avons apporté notre paëlla à l'hôpital, organisant un test gustatif à l'aveugle auprès de cinq cobayes : le docteur Bailey, l'infirmière Boki, Izzie Stevens, le chef du ser-

vice Webber et George O'Malley. Tous les cinq devaient goûter à l'un et l'autre plat et se prononcer sur le meilleur.

Le docteur Bailey a choisi le mien. Naturellement, Bailey est mon chouchou. Boki a préféré la paëlla de Debbie. Évidemment. Izzie Stevens a aussi choisi le plat de Debbie. Ça, ça ne m'a pas trop contrarié. Webber, un homme de goût, lui, a plus savouré la mienne. Enfin, il revenait à O'Malley de départager les bulletins... O'Malley... Celui auquel j'ai fait l'honneur de choisir pour m'assister au bloc dès sa toute première garde... Je le croyais de mon côté. Eh bien, je me trompais. Le bougre a préféré la paëlla de Debbie !

Je l'admets, j'ai perdu la « compétition paëlla ». Laissez-moi cependant vous dire que depuis ce jour, j'ai modifié ma recette. Qui met de la cannelle dans sa paëlla ? L'infirmière Debbie, je suppose. Mais je ne suis pas amer. J'aime ma paëlla. Cristina aussi. Et c'est l'essentiel. Peu importe que les autres la boudent !

MON HISTOIRE SUR DEBBIE – PAR GEORGE O'MALLEY

OK, je sais que beaucoup de gens nourrissent des sentiments mitigés à propos de l'infirmière Debbie. Il y a ceux qui apprécient sincèrement de travailler avec elle, de faire équipe au bloc avec elle... Et puis il y a ceux qui ne la jugent guère sympa. Pour ma part, je trouve que Debbie est une des personnes les plus douces, les plus sincères et les plus pragmatiques que je connaisse.

Alors, oui, parfois, elle est un peu revêche. Comme tout le monde ! Et oui, il lui arrive d'accabler des internes qu'elle n'aime pas particulièrement par des tombereaux de corvées. Comme Cristina. Oh, Dieu, ce qu'elle la déteste ! Passionnément...

Si Cristina trébuche et dévale trois, quatre ou même cinq volées de marches et qu'il n'y ait personne pour l'aider à se relever, pour s'assurer qu'elle ne s'est pas blessée dans sa chute – personne sauf l'infirmière Debbie... Eh bien, je doute que cette dernière lève le petit doigt pour elle. Mais après tout, qui sait ?

Cristina n'a pas encore fait de mauvaise chute dans l'escalier, donc... Si ça devait arriver un jour, je vois très bien Debbie passer devant elle tête droite et aller livrer des résultats de labo au premier, comme si de rien n'était.

Bref, pour en revenir à nos moutons... Debbie, une chouette personne, je veux dire... Saviez-vous que, chaque année en période de fêtes, elle organise la visite à l'hôpital des camarades lycéens de son neveu pour qu'ils présentent les chants de Noël aux patients ? Eh oui ! Elle serait sûrement furieuse contre moi de la « dénoncer » ainsi. Elle ne veut pas qu'on sache qu'elle est derrière tout ça (très proche du docteur Bailey à ce niveau-là, elle ne veut pas donner d'elle l'image d'une « femme douce », mais...).

Je n'en aurais évidemment rien su moi-même si son neveu ne me l'avait pas confié. En effet, j'ai bavardé avec Sam – le neveu en question – lorsque son groupe de lycéens était là l'an dernier, et c'est lui qui m'a dit que « tante Debbie » organisait cette chorale depuis quatre ans.

Vous voyez ? En réalité, l'infirmière Debbie est une femme vraiment charmante. Elle a du cœur. Oh, et elle a aussi un très bon sens de la coordination, à propos. Je le sais parce que aux fléchettes, elle laisse tout le monde sur le carreau ! Et voilà, Joe. Vous l'avez, mon histoire sur l'infirmière Debbie...

MON HISTOIRE SUR DEBBIE – PAR IZZIE STEVENS

Je suis assise là, à griffonner sur un bout de serviette sale de cocktail où George vient juste de renverser de la bière... Vraiment, George, apprends un peu à coordonner tes gestes ! Et je n'arrive pas à trouver une seule anecdote sur l'infirmière Debbie... Bon, je sais de qui il s'agit, naturellement. C'est... l'infirmière Debbie. Mais honnêtement, je ne crois pas qu'on se soit déjà réellement parlé. Étrange ? Au fond, ça l'est.

Oui, on s'est déjà croisé. En quelque sorte... J'ai dû lancer : « Bonjour, je suis Izzie Stevens », et elle m'a souri en me tendant

un tas de dossiers concernant les patients. Un truc de ce genre, quoi. On pourrait appeler ça une « rencontre de présentation », ou plus exactement une simple rencontre. Sans qu'il y ait eu de conversation à proprement parler mais… bon, appelez ça comme vous voudrez. L'infirmière Debbie ? Oui, je la connais…

Ne croyez pas pour autant que je sois une vilaine fille, juste parce que je n'ai pas mon grain de sel à ajouter à propos de Debbie ! En réalité, je n'ai pas un mauvais fond. Honnêtement, je connais le nom de toutes les infirmières. Juré ! Eh, j'ai apporté à Noël des génoises faites maison et elles se sont toutes régalées, jusqu'à la dernière.

Bref, ce n'est pas comme si Alex avait des souvenirs d'enfer sur Debbie. Ou Cristina, d'ailleurs. Sérieusement, que pourrait-elle bien raconter sur l'infirmière Debbie ? Non que je me compare à Alex ou à Cristina, car nous n'avons franchement rien en commun. En réalité, je suis gentille et sociable.

Je suppose que le moment est plutôt mal choisi pour me rappeler des anecdotes sur Debbie… J'ai la tête farcie de soucis. Alors, rien ne me vient à l'esprit ! Bah, quelle importance ? Oh, voilà que je parle comme Alex ou Cristina ! OK, je me sens plutôt fautive sur ce coup-là… Coupable ! J'en ai même l'estomac noué et les genoux qui tremblent tellement je me sens coupable.

Infirmière Debbie, je suis navrée. Sincèrement. Je trouverai le moyen de me racheter. Oh, mec, je n'assure vraiment pas !

Vous êtes ce que vous mangez

OK, j'ai vu *plein* de gens faire *plein* de choses dingues dans mon bar. Des choses *vraiment* dingues. Archi-idiotes. Je ne pourrais même pas le répéter d'ailleurs (eh, ma maman lit mon blog, vous comprenez). J'ai remarqué que ce genre de non-événements absurdes résultaient soit de a) trop de rasades de bière Jäger,

b) d'un type ou d'une nana qui cherchait à attirer l'attention, c) d'une pauvre cruche perdant un pari.

Cependant, rien de ce que j'ai pu voir au bar ne pourrait soutenir la comparaison avec l'histoire que je viens d'entendre de la bouche d'Alex. Il se trouvait justement là, à me parler du gars hospitalisé au Seattle Grace pour avoir avalé un roman *entier* ! Bon alors, roussir les cheveux d'un ami en tentant de cracher le feu avec une gorgée de vodka, c'est une chose. Mais... manger un roman ? *Le vôtre*, de surcroît ? Celui que vous avez écrit de vos blanches mains ? C'est encore autre chose, ça, vous ne croyez pas ? Dingue !

Disons que ce soir, Alex avait bien besoin de remontants corsés après s'être coltiné le « Dévoreur de Romans »... En temps normal, j'aurais ajouté ça à sa longue ardoise (qui atteint tout de même la coquette somme de 1072 dollars et 36 cents) mais là, j'avais de la peine pour lui... Il n'arrêtait plus de dégoiser sur le jury d'examen qui allait jauger sa dextérité opératoire... J'ignorais qu'il devait repasser cette épreuve-là – je n'en avais pas la plus petite idée. Les résultats ne vont pas tarder à tomber, alors naturellement, il est sur les nerfs, le môme. *Oh là...* Imaginer la vie sans Alex ? Je n'y arrive pas ! Il peut parfois jouer les crétins de première, je sais, mais que voulez-vous, je suis fou amoureux de ce type !

Il m'a aussi farci les oreilles à propos d'un certain Denny Duquette. Apparemment, ce Denny aurait fait un effet bœuf à Izzie... la fille qui persiste à s'attacher à ses patients ! Bref, de l'avis d'Alex, Denny est un bon petit gars – ce qui m'a... agréablement... surpris. En principe, dès qu'un mec flirte avec Izzie, nous n'avons rien de plus pressé, Alex et moi, que de l'affubler d'un tas de sobriquets aussi malins qu'insultants... Mais cette fois, Alex semble avoir à la bonne la nouvelle coqueluche d'Izzie. Et voilà qui me pousse à souhaiter d'autant plus qu'Alex et Izzie finissent vraiment ensemble !

Oh... je viens de me rappeler que je dois nettoyer les dégâts

qu'a faits cette nuit le chien de Meredith. Eh oui… L'animal se trouvait au bar. Ce petit sournois joue volontiers les Terminators à quatre pattes ! Du genre à tout bousiller sur son passage, la sale bête… Vrai ! Ce démon canin a même dézingué un de mes tabourets de bar en arrachant un des pieds en métal ! Ça fout les jetons ! Et c'est contrariant aussi.

Au départ, il n'était pas question que je laisse entrer la terreur des caniveaux. Mais Meredith a plaidé la cause du cabot – elle avait besoin d'un verre et ne pouvait pas laisser Doc à la maison avec George et Izzie. J'imagine que notre ami poilu ne s'entend pas vraiment avec les coloc' de sa maîtresse. À ce moment-là, j'aurais pourtant dû savoir que je n'avais pas intérêt à la laisser s'approcher de moi, la sale bête ! Mais… qui aurait pu se douter qu'elle allait s'offrir un tabouret de bar à dîner ?

Bref, Meredith paraissait de bonne humeur. Nous avons bavardé un peu. Je lui ai dit que j'avais vu Addison et Derek ensemble au bar avant le Nouvel An, mais elle n'a pas bronché. J'aurais bien aimé savoir ce que Derek a dit à sa femme cette nuit-là, au comptoir… Enfin… Vous savez *à quel point* mon bar peut devenir bruyant. Meredith ne trahissant aucune réaction à la mention du docteur Mamour, j'ai fait machine arrière. Et je me demande… a-t-elle finalement rayé Derek de sa vie sentimentale ?

J'aimerais avoir plus de temps pour y repenser mais voilà, les commandes en ligne m'attendent. Qui aurait cru qu'il existait autant de modèles différents de tabourets de bar ? En aluminium, en bois, les pivotants, les pas pivotants… ?

Le Super Bowl des super-furax millésime 2006

Parfois, « pote fin soûl » n° 1 et « pote fin soûl » n° 2 s'empoignent au-dessus de la table de billard… D'autres fois, nous avons la petite amie et la maîtresse qui se crêpent le chignon sur

le parking. Sans parler des soirs où le pilier de bar et l'étranger de passage en ville se battent à coups de poing dans mon tournoi mensuel aux fléchettes. Eh bien, mesdames, mesdemoiselles, messieurs, ce soir, c'étaient les internes contre les infirmières...

Eh oui, Cristina, Meredith et Alex viennent juste de se colleter des infirmières super-furax! Il faut croire qu'au Seattle Grace, nos infirmières sont confrontées à une pénurie de personnel. C'est du moins ce que m'a expliqué Debbie. Alors elles font la grève. Du genre très dur... Sérieux. Je parle de pancartes et de slogans faits maison, de cris de guerre tonitruants, de lancers de projectiles..., le style : « défense-de-franchir-les-piquets-de-grève-à-moins-de-vouloir-absolument-y-perdre-un-œil »... Mec, ces infirmières-là ne plaisantent pas.

Ce soir, tout a commencé quand l'une d'elles a « accidentellement » renversé son verre sur Cristina. Laissez-moi vous préciser une chose : personne – et surtout pas vous! – ne souhaiterait renverser son verre « accidentellement » sur Cristina... Car sinon, croyez-moi, le verre en question, elle vous le ferait *manger*! Voyez?

Elle était près d'exploser. Vous auriez dû voir ses yeux... deux rayons laser mortels! Alex et Meredith se sont aussitôt levés et joints à leur collègue outragée, alors qu'ils étaient pourtant en nette infériorité numérique. Mais même dans ces conditions, je crois que notre petite formation musicale (Cristina/Alex/Meredith) aurait quand même réussi à botter les fesses de quelques-unes de nos infirmières très remontées... Et je l'admets, j'aurais aimé voir ça! Mais la voix de ma conscience m'a rappelé à l'ordre : l'*Emerald City Bar* n'avait pas besoin d'une rixe générale ce soir-là.

Bref. Passons aux choses sérieuses : *nous allons au Super Bowl*! Vous pouvez croire *ça*? Mon équipe aura enfin droit à un peu de reconnaissance! En l'honneur de cet événement sportif faramineux, j'organise une méga-fête « Super Bowl » au bar. Si vous êtes en ville, vous tous, n'hésitez pas à venir faire un saut! C'est le grand jeu ce soir : nourriture et cocktails spéciaux servis toute la nuit.

Avec un peu de chance, mes internes favoris pourront venir. Si du moins ils ne jouent pas du coup de poing dans une rixe ou une autre... s'ils ne se répètent pas combien Bailey leur manque – Miranda devrait d'ailleurs accoucher bientôt... Pour ma part, il me tarde de voir naître ici un petit Bailey tout rose ! Enfin, quand je dis « ici », je ne parle pas de mon bar, évidemment ! Mais de l'hôpital... Ce serait trop mignon, non ?

Au moins, je sais qu'Alex ne manquera pas de faire une apparition à la fête. Il vient de réussir haut la main son passage devant le jury d'examen, ce qui l'a mis de très bonne humeur. Plus tôt dans la soirée, il parlait d'Izzie, regrettant d'avoir *tout* foiré en beauté sur ce plan-là... À mon avis, il devrait faire un geste pour cette fille. Et contrairement à l'opinion publique, je le crois tout à fait capable de se montrer gracieux et généreux.

Vive les Hawks !

@#)$)$*#!!!!

Désolé de ne revenir que maintenant, après plusieurs jours... J'étais assez abattu... vous savez, avec la défaite des Hawks et tout ça. Je déteste perdre. Ça craint ! Perdre, c'est bon pour les faiblards. Précisément ce que je suis en ce moment... Un loser.

Je me montre peut-être un peu dur envers moi-même, mais... je voulais tellement que mon équipe décroche la victoire ! Je suis même tombé à genoux et j'ai prié pour que les Hawks gagnent le trophée Lombardi ! C'est *tellement* décevant... D'autres partagent-ils ma peine ? Mec, la dernière fois que je me suis senti aussi misérable, c'était lors de l'expiration de ma licence de débit de boissons, quand j'ai dû fermer pendant un mois... Dieu, que les temps étaient durs à cette époque !

Bon. Les Hawks se sont fait voler la victoire ! Et je suis furax, moi aussi ! Déprimé par-dessus le marché... Cela dit, j'imagine que ça pourrait être pire. Par exemple, je pourrais me retrouver

coincé sur le billard, à l'hôpital, la main sur les fils à nu d'explosifs logés dans le corps d'un mec quelconque... Eh oui. À côté de ça, mes jérémiades à propos du Super Bowl ont l'air pathétique.

Je suis resté scotché devant les communiqués télévisés toute la journée, et je n'avais jamais rien vu de tel. Je suis inquiet. Quel charivari ! L'équipe de déminage est à l'hôpital en ce moment même. Oui, le déminage... Juste en face, de l'autre côté de la rue. OK, considérez que je suis naze...

Hum... À la réflexion, je devrais peut-être baisser le rideau de fer. Non... J'ai toujours été l'optimiste de service. Tout se passera bien, pas vrai ? Il n'y aura pas d'explosion, hein ? Il faut que Meredith revienne à son Mamour, qu'Addison retourne à New York, que Cristina et le docteur Burke mettent à plat leur relation, que George rencontre la nana de ses rêves, qu'Alex et Izzie se déclarent enfin leur flamme et que le docteur Bailey accouche... Pas vrai ? *Pas vrai ?*

Pourquoi est-ce que personne ne répond sur son portable ?

Mi-journée

Après mûre réflexion, j'ai décidé de fermer mon bar plus tôt en m'accordant la demi-journée. Je l'ai fait pour deux raisons. La première, c'est que le docteur Bailey a eu son bébé. Inutile de dire qu'il me tardait d'aller la voir dans sa chambre d'hôpital... Et il s'avère qu'il s'agit... d'un garçon !

Il est trop mignon, ce petit trésor ! Enfin, d'après moi. Cristina est en désaccord. C'est bien de Yang, ça, de présenter comme un fait établi que tous les nouveau-nés sont laids à faire peur, qu'il faut attendre au moins trois mois pour que ça change... Voilà ce qu'elle m'a balancé quand je l'ai croisée dans le couloir, devant la chambre de Bailey. Je me suis contenté d'en rire. *Pfff...* Il faut parfois rire de Cristina.

William George Bailey Jones... Pour un peu, j'aspirerais moi

aussi aux joies de la paternité ! Pour l'instant, je n'ai pas trouvé le moyen de concrétiser ce rêve, mais… j'y travaille. C'est génial que Bailey ait baptisé son fils en l'honneur d'O'Malley ! Sans lui pour l'aider à se préparer, elle aurait eu plus de difficulté à accoucher… Je le savais ! O'Malley est un champion !

Alors, je me demande si notre bébé saura se montrer à la hauteur plus tard, digne du clan Bailey ! Sans doute sera-t-il aussi gentil que son papa, Tucker. Quel chic type, celui-là ! Il prend toujours soin de venir échanger deux mots avec moi, de voir comment je vais. Des gens très chouettes, je vous le dis !

Mais pour en revenir à mes moutons… La seconde raison qui m'a convaincu de fermer boutique plus tôt ce soir, c'était la *bombe au Seattle Grace* ! Quoi de plus sage que de tourner la clé dans la serrure et de filer, pas vrai ? Qui pourrait me jeter la pierre ?

À mesure que la nuit s'écoulait, le silence s'intensifiait… Ça m'a frappé. J'ai mesuré peu à peu la gravité de la situation : Code Noir… Rien de festif à une atmosphère pareille. Quand vos amis risquent de perdre la vie juste de l'autre côté de la rue, comment voulez-vous encore avoir le cœur à plaisanter et à rire ? De moins en moins de clients cherchaient à noyer leurs problèmes dans l'alcool… Une première par ici, croyez-moi !

Et j'ai bel et bien entendu la détonation. Les murs du bar en ont tremblé, j'en jurerais ! C'était terrifiant. Car de toute évidence, *il allait y avoir* des blessés. Voire des morts. Mes amis sont en première ligne ! Des amis pour lesquels je ferais n'importe quoi… Dire qu'ils se retrouvaient au cœur d'une explosion… Les boules !

J'ai flanqué dehors mes derniers clients et je me suis précipité à l'hôpital. L'endroit était une véritable maison de fous, à l'accès en partie condamné. La bombe venait d'exploser près du bloc opératoire… J'ai vite appris qu'il y avait une victime : Dylan, l'infortuné démineur. Sinon, tous les autres ne s'en tiraient pas trop mal. Webber m'a dit que Meredith était un peu sonnée, mais pas sérieusement blessée.

Une nuit dramatique, en un mot. Alors que je repartais, Alex

m'a rejoint et demandé si le bar était toujours ouvert. À l'entendre, il avait désespérément besoin d'un verre... Il n'avait pas d'argent sur lui, naturellement, mais si je lui faisais encore crédit, il m'en serait éternellement reconnaissant... Sérieusement ? Je me suis contenté de secouer la tête. Pauvre crétin... Il y a des choses qui ne changent jamais.

Rembobinage

Je crois qu'on peut dire sans se tromper que parfois, nous faisons tous des trucs en sachant pertinemment que nous ferions bien mieux de nous abstenir... Bref, quelle qu'en soit la raison – par pur égoïsme ou après avoir ingéré trop de tequila –, nous commettons tous d'horribles erreurs, embarrassantes et pénibles au point de regretter ensuite amèrement de ne pas pouvoir appuyer-sur-le-bouton-rembobinage...

Prenez la semaine dernière, par exemple : je n'arrêtais plus de resservir un Alex déjà bien imbibé d'alcool... Je n'aurais jamais dû lui servir une septième bière, mais bon... Je l'ai fait. Pourquoi ? Par égoïsme. Eh, au moins, je peux l'admettre ! D'ailleurs, je voulais le faire parler sur Izzie Stevens. Sérieusement, on dirait bien que le pauvre bougre est vraiment amoureux d'elle. Bon, ça en surprendra plus d'un parmi vous, je sais, mais à entendre mon Alex, il est clair qu'il adore la poussière que le « docteur Bethany Whisper » foule de ses jolis petits pieds... Enfin... Je crois qu'ils formeront un très beau couple.

Prenons Meredith comme autre exemple. Voilà une fille qui commet des bourdes plus souvent qu'à son tour ! Le genre de bourdes irrattrapables... Pas de « rembobinage » possible. Rien à faire pour rattraper le coup.

Pas plus tard qu'hier soir, elle était au bar à raconter qu'elle venait de revoir son père pour la première fois en vingt ans. Apparemment, elle sortait tout juste de chez lui. Pauvre Meredith... Si triste, l'air

tellement abattu... Elle m'a dit que tout ça était une gigantesque erreur. Elle n'aurait jamais dû aller chez son père pour commencer. (Un aveu qu'elle m'a fait au bout de deux ou trois verres de plus...)

Peu après, arrive un mec qui commande un double scotch pur malt. Ça vous rappelle quelqu'un, pas vrai ? Notre charmant docteur ne boit jamais rien d'autre. Mais cette fois, le mec en question n'avait rien à voir avec lui. Vraiment rien.

Il s'agissait de Mark. L'ex-meilleur ami de Shepherd. Celui avec qui Addison a couché, à New York. Et qui se pointe au Seattle Grace pour ramener Addison au pays !

Oui, madame ! Il s'est assis à côté de Meredith. Rien qu'eux deux. La maîtresse et l'amant... Un scotch devant lui, une vodka tonic vide devant elle (sur le point de se transformer en tequila)... Quel duo, les amis !

Mark avait demandé à Addison de venir le rejoindre au bar après le travail. Là, il pouvait toujours rêver, le bougre ! Allons... Quelle femme saine de corps et d'esprit irait préférer au charmant docteur un chirurgien esthétique autoritaire et arrogant à la pilosité faciale un rien trop... dense ? Certes, Addison aussi a fait des erreurs par le passé, mais j'ai toujours été le genre de gars qui voit le verre-à-moitié-plein (pas à-moitié-vide), alors j'aimerais croire qu'elle a su tirer la leçon de ses erreurs...

Quoi qu'il en soit, Mark a patienté. Après une heure environ, il s'est renfrogné, contrarié de ne pas la voir enfin pousser la porte. Il a plaqué son verre sur mon comptoir (je déteste ça !), marmonné un truc comme quoi il regrettait d'être venu au Seattle Grace (une grave erreur de jugement...), puis a fait sa sortie. En pétard, le Mark ! Laissez-moi vous dire que pour un chirurgien plastique de renom – le plus réputé de la côte Est, en fait – il n'est guère généreux dans ses pourboires, le bougre ! J'espère ne jamais revoir sa trombine épilée au petit poil dans mon bar ! Et à en juger par sa sortie fracassante, il n'est pas près de revenir.

Meredith s'est attardée un peu, histoire de dessoûler. Elle a dit qu'elle regrettait pour sa part d'être passée de la vodka à la

tequila… Puisque George n'était pas là (ce bon vieux George est en général le gars sobre de service qui la ramène en voiture chez elle), je lui ai appelé un taxi. J'espère qu'elle aura eu une bonne nuit de repos. À la voir, elle en avait sacrément besoin…

Messagerie instantanée

Joe-je-sais-tout – connexion à 8 h 12

Debbie-la-commère : OK. Il se passe des trucs vraiment bizarres par ici…

Joe-je-sais-tout : Laisse-moi deviner… Y a une nana enceinte.

Debbie-la-commère : Non.

Joe-je-sais-tout : Une bombe logée dans une cavité corporelle quelconque ?

Debbie-la-commère : Pas drôle.

Joe-je-sais-tout : Mmmh. Un déraillement. 2 victimes. 1 barre en métal.

Debbie-la-commère : C'est petit. Tout petit.

Joe-je-sais-tout : Je donne ma langue au chat. Alors ?

Debbie-la-commère : Eh bien, le « Shepherd version féminine » n'arrête pas de déambuler d'une façon vraiment zarbi…

Joe-je-sais-tout : Comment ça ?

Debbie-la-commère : Eh bien, chaque fois que je la vois, elle exécute un curieux petit jeu de jambes, genre entrechat ou shimmy. Et une secousse.

Joe-je-sais-tout :	Alors non contente d'être un chirurgien réputé en néo-natalité, Addison est aussi championne des concours de danses de salon ?
Debbie-la-commère :	Ce n'est pas vraiment une danse. On dirait plutôt une... démangeaison. Dans un endroit socialement inaccessible... Et elle cherche à soulager l'irritation.
Joe-je-sais-tout :	S'il te plaît, épargne-moi les détails ! Je n'ai pas encore déjeuné...
Debbie-la-commère :	Navrée.
Joe-je-sais-tout :	Oyez, oyez, braves gens... Addison Shepherd a une démangeaison !
Debbie-la-commère :	Et attends, ce n'est pas tout ! Il y a aussi du nouveau entre Meredith et George... Un scoop !
Joe-je-sais-tout :	J'ai revu Meredith hier soir encore... Au bar.
Debbie-la-commère :	Elle était avec qui ?
Joe-je-sais-tout :	Personne. Puis Mark, ce salaud arrogant de chirurgien esthétique (dont j'ignore le patronyme et je m'en fous) s'est pointé.
Debbie-la-commère :	Eh oui ! Je le savais ! J'ai toujours raison ! Meredith a couché avec Mark cette nuit. Seul George est dans la confidence. C'est pourquoi la situation est devenue très bizarre entre eux.

Joe-je-sais-tout :	Holà, holà ! Une petite minute, Deb' ! Meredith n'a pas couché avec Mark. Ça, je peux le garantir. Mark a quitté le bar assez tôt, furieux qu'Addison lui ait posé un lapin ! Elle n'est jamais venue à son rendez-vous ! Et Meredith est rentrée seule chez elle bien plus tard.
Debbie-la-commère :	Rabat-joie, va ! Encore à démolir ma baraque !
Joe-je-sais-tout :	D'autres théories géniales à me servir, Deb' ?
Debbie-la-commère :	Tu ne perds rien pour attendre !
Joe-je-sais-tout :	Bon, je dois te laisser. Ça me... gratouille. Génial. Merci, Deb' !

Joe-je-sais-tout – déconnexion à 8 h 39.

Excuses

Je sais, je sais, je me suis encore fait désirer, les mecs... Mais me revoilà ! Désolé. Vraiment, je suis navré. Cela dit, je ne vais pas faire d'excuses pour autant ! Même si découvrir que *Meredith couchait avec George* m'a plongé dans la catatonie !

OK, quand j'ai fourré Meredith dans ce taxi il y a quelques nuits, j'ai pensé qu'elle rentrait chez elle passer une bonne nuit de repos, me figurant qu'à la seconde où sa jolie petite tête toucherait l'oreiller, elle s'endormirait d'un coup... Comment aurais-je pu imaginer qu'au lieu de ça, elle allait arracher le cœur tout palpitant de George, le jeter dans un mixeur-broyeur et le réduire en bouillie *en copulant avec lui* ?

Respire, Joe, respire !

Depuis cette nuit fatidique, George est revenu au bar quelques fois, et j'ai eu la nette impression qu'il ne voulait absolument pas parler de ça. Ni de Meredith Grey d'ailleurs. Il a cessé de lui adresser la parole, pour tout dire, et il est maintenant tout le temps fourré avec Cristina et Burke. Cristina doit être ravie !

Pour ma part, je doute que tout redevienne comme avant entre Meredith et George. Retenez bien ce que je vous dis : la situation est vraiment *moche* entre ces deux-là.

Pas plus tard que la nuit dernière, George se trouvait encore ici, à me parler d'une orthopédiste sexy dont il vient de faire la connaissance à l'hôpital. Docteur Torres, si ma mémoire est bonne…

Callie ? Je la connais. Mec, elle est cool ! De vous à moi, elle a une sacrée descente ; une championne dans son genre ! J'adorerais la voir à la colle avec O'Malley. En vérité, ils feraient un couple génial. Il ne lui reste plus qu'à l'appeler… Eh oui, Callie lui a déjà filé son numéro. Je vous l'avais dit qu'elle était épatante !

Et en ce moment, c'est précisément le type de fille qu'il faut à George. Une fonceuse, qui sait ce qu'elle veut. Voyez-vous, les nanas qui ont assez de tripes pour donner leur numéro de téléphone les premières, ça ne court pas les rues. George a intérêt à se remuer ! Et à l'appeler ! Il le faut. Il en a *besoin*. Je l'ai prévenu que Callie était du genre à attendre d'un mec qu'il l'appelle. S'il ne décroche pas son combiné, un simple « désolé » ne suffira pas. Eh non. Avec elle, il n'aura plus la moindre chance. Jamais. Alors George, mon vieux… *Appelle !*

Quoi qu'il en soit, dès l'instant où Meredith a remis les pieds au bar, il s'est arrêté de bavarder avec Callie. Jetant de la monnaie sur la table, il a filé. Sans rire. Les mauvaises coucheries peuvent bousiller de belles amitiés. Qui l'eût cru ? J'allais héler Meredith quand elle m'a fait un signe sans équivoque, me rabattant immédiatement le caquet. Il est trop tôt pour la chambrer sur cet incident, j'imagine.

Il s'avère qu'elle s'est confondue en excuses. En pure perte.

George refuse de l'écouter. C'est triste, en vérité. Meredith et lui étaient bons amis. Pour ma part, j'aimerais qu'ils recommencent déjà à s'adresser la parole. Rien n'est plus pareil depuis cette nuit-là.

Amis et amants

On a parfois dit que les meilleurs amis faisaient les meilleurs amants. OK, sérieusement ? Ce genre d'idées toutes faites ne pourrait pas être plus éloigné de la vérité. À ce que j'ai pu constater dans ma vie, en tout cas. Oh, j'ai bien essayé de sortir avec mes amis. Pour de vrai. Et à chaque fois, tout ce que j'y gagnais c'était... un ami en moins. Dans mon expérience donc, les potes et les sorties en amoureux, ça ne se mélange pas. Avec moi, ça n'a jamais marché...

Je me souviens très bien de l'époque où ma relation avec mon bon ami Max avait pris un tour très différent de ce que j'aurais pu imaginer. Les jeux vidéo auxquels nous jouions chaque week-end avaient laissé place à des divertissements d'une autre nature – que je ne peux pas mentionner ici.

Notre nouvelle liaison a duré environ quatre semaines. Mais très vite, un constat s'est imposé à moi... Il est certaines choses que vous pouvez confier à votre meilleur pote, mais certainement pas à la personne avec qui vous partagez votre couette... Comme par exemple... ceux avec lesquels vous voudriez aussi coucher.

Quoi ? Ah, ne me jugez pas ! Je vous vois assis là avec cet air supérieur de juge... Laissez-moi plaider ma cause.

Sur la plage, j'ai commencé à parler d'un certain garde-côte à Max, qui l'a mal pris. La conversation a tourné au vinaigre... Pourquoi ? Parce que l'espace d'un instant, j'avais complètement oublié que Max était mon amant, pas mon ami. De toute évidence, alors que je continuais de papoter sur ce garde-côte sexy qui faisait battre mon petit cœur plus vite, j'étais en mode

« meilleur ami », *pas* « amant » ! Voyez ? Je ne peux pas mélanger amour et amitié. Tout cela me plonge dans la confusion.

Oh, ne vous en faites pas : Walter sait tout de Max. Et du garde-côte. Ça remonte à bien longtemps.

Bref, je devrais peut-être en toucher un mot à Meredith. Vous vous rappelez ? Ma petite théorie selon laquelle des amis ne devraient pas s'inviter en amoureux... Car c'est précisément ce que Meredith fait en ce moment : elle sort avec son ami, le docteur Derek Shepherd.

Oh ! Vous ne saviez pas ? Meredith et Derek sont maintenant amis. Ou devrais-je dire... *amis.* Eh, je ne serais pas Joe le barman si je n'étais pas un rien sceptique sur ces histoires d'« amis » ! Bref, nos deux « amis » se sont livrés à une activité très intéressante : la promenade du toutou en amoureux...

Hier soir encore, Meredith me parlait de sa toute nouvelle amitié avec Mamour. C'est juste son bon ami Derek. Je veux dire son « bon ami » Derek.

Apparemment, ils font des tours ensemble en sortant Doc. Doc, vous vous en souvenez, n'est-ce pas ? Le cabot infernal qui a *mastiqué* mon tabouret de bar ! Eh oui, nos deux « amis » ont déjà sillonné tous les parcs de Seattle avec leur monstre à quatre pattes.

Oh, Meredith fait vraiment des efforts... Jusque-là, me dit-elle, cette histoire de « bons amis » semble marcher. Sauf qu'ils ne le sont pas tant que ça ! En réalité, ils font des promenades en amoureux ! Le chien des enfers, c'est leur excuse, leur prétexte ! Ils flirtent *tellement*... Ils sont *tellement* plus que des amis... Et c'est *tellement* la raison pour laquelle des amis ne peuvent pas être des amants ! Au même titre que des amants ne peuvent pas devenir amis...

À mon avis, Meredith a besoin de revenir à la raison et de prendre conscience de ce qu'elle est réellement en train de faire, à sortir avec son « ami » Derek sous prétexte de promener le chien. Tôt ou tard, elle se rendra à l'évidence, j'imagine. J'espère simplement qu'elle n'attendra pas trop longtemps...

Coiffure express

Vous vous souvenez de mon hospitalisation il y a quelques mois, après m'être effondré dans mon bar ? Oui, c'est ça… Cette opération en hypothermie provoquée, où on avait littéralement vidé mon cerveau de son sang… Eh bien, croyez-le ou pas, ma pire crainte n'était pas de mourir. Du tout ! La mort était bien le cadet de mes soucis.

Franchement, ce qui m'angoissait le plus, c'était de quoi mes cheveux auraient l'air après l'opération…

Sérieux ! On vous rase le crâne avant de vous l'ouvrir ! Alors, quand un gay (à la belle chevelure lustrée, figurez-vous) se retrouve la boule à zéro, c'est la déprime assurée. Et du genre sévère. Eh mec, « tu ne t'aventureras pas en public avec une mauvaise coupe » figure parmi les dix commandements gay. Il m'a fallu du temps pour m'en remettre mais au final, j'avais choisi de survivre plutôt que de me comporter en bon gay respectueux des lois…

Par chance, j'ai beaucoup de chien avec un chapeau vissé sur le crâne ! Et en particulier, ma casquette-camouflage de baseball me va du tonnerre de Dieu ! Sans elle, je me sentais tellement misérable… Dans le confort douillet de ma maison, tous volets baissés, croiser mon reflet avec sa repousse capillaire filandreuse me mortifiait.

Dieu, ce que ça craint, les coupes moches ! Et après mon opération, je me suis retrouvé avec d'horribles queues de rat dressées sur le crâne ! L'horreur absolue ! J'étais l'infortuné propriétaire de la coupe de cheveux la plus atroce connue de l'homme… Maintenant, j'ai la joie de voir le titre revenir à George O'Malley… Croyez-moi, je suis enchanté de lui passer le flambeau. Ce soir, il s'est pointé avec une toute nouvelle coupe épatante… Hum ! Je n'aurai qu'un mot : pauvre George…

Alors qu'il lui faisait l'amour, voir Meredith éclater en sanglots

a vraiment dû le bouleverser. *Et* lui ouvrir les yeux. En tout cas, ça l'a définitivement changé. Aucun doute là-dessus. Ses nouvelles résolutions capillaires prouvent assez qu'il est un autre homme. Génial ! Non, je ne parle pas de ses cheveux, mais du fait qu'il s'essaye à quelque chose de nouveau.

Bon, sérieusement, il aurait sans doute dû se contenter d'acquérir une nouvelle paire de jeans. Ou un T-shirt ? Quand j'ai le moral en berne, m'acheter des chaussures m'aide à reprendre du poil de la bête. Pour sûr, George aurait dû laisser ses cheveux tranquilles !

Son meilleur ami du moment, le docteur Burke, fera peut-être un commentaire salutaire sur la question. Depuis qu'il a commencé à vivre avec « Burktina », il paraîtrait que George et lui sont devenus très proches. Cristina est dans tous ses états, naturellement... Ha, ha ! Trop cool ! Au moins, elle peut se targuer d'être mieux coiffée que George...

Alex estime que George a tout l'air d'un hobbit. Et même si je déteste être de son avis en ce moment, je vois fort bien, moi aussi, la ressemblance frappante avec Frodon...

Ces derniers temps, Alex joue avec conviction les langues de vipère – toujours à casser du sucre sur le dos des autres. Il est là tous les soirs, à enfreindre les règles en laissant des pourboires merdiques, à enguirlander les autres clients et à jouer en somme les fauteurs de troubles de service... Docteur Satan dans toute sa splendeur ! Quelle mouche le pique à la fin ?

Ça a peut-être à voir avec le fait qu'Izzie est tombée amoureuse d'un patient... Eh oui, messieurs, dames... L'infirmière Debbie l'a confirmé. Izzie est folle amoureuse du mec Denny. Oh, oh... Alex ne piquerait-il pas une crise de jalousie par hasard ? Quand Izzie lui a préféré Denny, quelque chose me dit que l'ego d'Alex en a pris un sacré coup dans l'aile... Bien fait pour ce petit saligaud ! De la fermeté affectueuse, les mecs. Et à la revoyure...

Messagerie instantanée

Joe-je-sais-tout – connexion à 1 h 39 du matin

Joe-je-sais-tout :	Qu'as-tu fait d'Izzie Stevens ? Il y a bien une éternité et demie qu'elle n'est plus venue me voir...
Debbie-la-commère :	Ne me branche pas sur Izzie Stevens, veux-tu ! Elle est très occupée, Joe... à tomber amoureuse de ses patients.
Joe-je-sais-tout :	Waouh... Elle en pince donc vraiment pour Denny.
Debbie-la-commère :	Elle a dépassé les bornes.
Joe-je-sais-tout :	Elle est humaine, après tout. La démarcation entre les médecins et leurs patients peut parfois être bien floue...
Debbie-la-commère :	Je ne parlais pas de cette limite-là.
Joe-je-sais-tout :	Hum... OK.
Debbie-la-commère :	Notre docteur « Top Model » m'a piqué mon jeu de Scrabble. On ne pique pas le jeu de Scrabble de l'infirmière Debbie ! Ça ne se fait pas. Il y a des limites entre infirmières et internes à ne pas dépasser, Joe. Nous ne sommes pas amis. Il ne saurait être question d'amitié entre les uns et les autres. Et ces limites-là, il ne faut pas les prendre par-dessus la jambe !
Joe-je-sais-tout :	Eh ben... On en revient toujours à toi, pas vrai, Deb' ?

Debbie-la-commère : Ce jeu de Scrabble, j'y tenais beaucoup. C'était mon bébé.

Joe-je-sais-tout : Eh bien, reprends-le-lui !

Debbie-la-commère : Je ne peux pas ! J'ai réfléchi... Izzie a fourré ses sales pattes sur mon beau bébé ! Berk !

Joe-je-sais-tout : OK. Il y a autre chose là-dessous...

Debbie-la-commère : Comme toujours...

Joe-je-sais-tout : Tu compares ton jeu à un bébé ? Ça t'arrive de t'écouter parler ? Hello !

Debbie-la-commère : Eh bien, il ne s'agit pas d'un « bébé » comme dans « bébé »... Mais oui, en fait, c'est quand même mon bébé !

Joe-je-sais-tout : Comme celui du docteur Bailey ?

Debbie-la-commère : Oups, Joe ! J'ai complètement oublié de t'en parler...

Joe-je-sais-tout : Quoi ? Comment ?

Debbie-la-commère : Aujourd'hui, Bailey a emmené son bout de chou sur son lieu de travail. Et elle fait jouer les baby-sitters à Cristina Yang !

Joe-je-sais-tout : MDR ! Ça, c'est vraiment drôle !

Debbie-la-commère : Cristina Yang... avec un bébé sur les bras ! Classique !

Joe-je-sais-tout : J'aurais bien voulu être une mouche pour voir ça ! La prochaine fois qu'il arrivera un truc pareil, dégaine ton portable et prends une photo pour moi, s'il te plaît !

Debbie-la-commère :	D'accord. Stevens vient de repasser... Je dois y aller.
Joe-je-sais-tout :	Où ça ?
Debbie-la-commère :	Je dois m'assurer que mon bébé va bien.
Joe-je-sais-tout :	Obsédée du Scrabble, va !
Debbie-la-commère :	Tu ne crois pas si bien dire.
Joe-je-sais-tout :	Oh là, tu rigoles ? J'espère au moins que c'est la version Deluxe Limited !

Joe-je-sais-tout – déconnexion à 2 h 01 du mat'.

Règles

Ici, à l'*Emerald City Bar*, les gens s'envoient des rasades de tequila cul sec soir après soir. Et des tournées de bière. Ils jouent aux fléchettes, au billard, beuglent après la télévision, parlent de leurs problèmes... Ils ne font certes pas du tricot. Dans un bar. Avec des aiguilles et du filé de laine... Quelqu'un aurait-il la bonté de m'expliquer ce que fichait Meredith Grey ici l'autre soir à... *tricoter?*

Sans blague... du *tricot*? Meredith est mon chouchou et tout ça, mais avec ses histoires, elle flanque la frousse aux autres clients! En vérité, les gens ne sont pas habitués à de tels spectacles dans un bar. Des rixes d'ivrognes, des étudiantes de Washington bien amochées et des vieillards dans leur coin sur le point de s'écrouler en serrant leur *Jim Beam*... Ça *oui*! Vous verrez toujours ce genre de chose à *Emerald City Bar*. Mais... du *tricot*? Certainement pas! Pas ici, en tout cas. J'en fais une nouvelle règle!

Même Derek et Addison étaient déroutés. En couple-légitime-respirant-le-bonheur, nos tourtereaux sont revenus s'attabler, puis ont regardé Meredith jouer avec sa laine filée... Ces temps

derniers, je me suis laissé dire que Derek et Addison faisaient beaucoup de choses... ensemble. L'autre nuit, ils avaient vraiment l'air heureux. C'était trop mignon ! Pourtant, un détail m'a chiffonné, je dois dire...

Quand Addison est allée se rafraîchir aux toilettes, Derek s'est levé et a rejoint Meredith pour s'assurer que tout allait bien (il devait surtout vouloir déterminer ce qu'elle pouvait bien tricoter... Son ouvrage ne prenait pas bonne figure). Et à cet instant, les amis, j'en jurerais, le regard de Mamour a eu un singulier éclat ! Comme une alchimie particulière, une langueur amoureuse... En voyant ça, je me suis dit que tout n'était pas perdu entre Derek et Meredith. Dès le retour d'Addison, cette petite lueur dans l'œil de Mamour a disparu.

Peu après, notre heureux couple s'est retiré, laissant la tricoteuse à ses aiguilles... Meredith confectionne un pull, à ce qu'elle m'a dit. Ça n'en prend franchement pas la tournure... Je suis curieux de voir ce que son ouvrage donnera *in fine*.

Je n'ai toujours pas revu Izzie au bar. Ça fait même *très* longtemps qu'elle n'y a plus remis les pieds. À cause de son fameux patient Denny... Depuis que ce type a été ré-admis à l'hôpital, Izzie est comme... portée disparue... Elle lui consacre chaque seconde de son temps. Je vous le dis, elle a noué des liens très étroits avec cet homme. Eh, les médecins n'ont-ils pas une règle tacite qui conseille de ne pas trop s'attacher à ses patients ? Sinon, ils devraient y réfléchir, non ?

Vous savez, j'aimerais sincèrement rencontrer ce Denny. Mais mon petit doigt me souffle que ce n'est pas près d'arriver... Alex me rebat les oreilles comme quoi ça ne se produira *jamais* sous prétexte que le pauvre bougre n'a aucune chance de s'en sortir. J'espère qu'il se trompe.

Eh bien, les mecs, il ne me reste plus qu'à réviser le règlement de l'*Emerald City Bar*. En tête de liste : interdiction de tricoter ! Pas question de passer une soirée de plus au milieu des mines déconcertées ou agacées de ma clientèle. C'est mauvais pour les affaires !

Règlement

Je ne plaisantais pas en disant que j'allais édicter de nouvelles règles pour l'*Emerald City Bar*… Et je plaisantais encore moins au sujet de la toute première : Interdiction de Faire du Tricot !

Meredith est revenue ce soir. Avec son ouvrage… Et elle a semé la confusion. Il n'y avait qu'à voir la bobine incrédule de mes clients !

En toute objectivité, le « pull » de Meredith est tout sauf… un pull ! On dirait plutôt une masse informe de… filé de laine. Le plus triste, c'est qu'elle y aurait travaillé toute la journée, paraît-il. Izzie a voulu l'aider, mais à l'évidence, ça n'a pas suffi.

Quoi qu'il en soit, Meredith a pris un siège au comptoir et s'est furieusement concentrée sur ses aiguilles. Je lui ai demandé ce qu'elle désirait boire, alors qu'elle était visiblement dans la Quatrième Dimension… Du genre : « ne pas déranger à moins de vouloir la pointe de mes aiguilles à tricoter dans l'œil »…

Après une bonne dizaine de minutes, je n'ai plus eu le choix.

Lentement, posément, j'ai tendu le bras pour arrêter les mouvements nerveux de ses mains. D'un ton apaisant, j'ai ajouté : « Meredith ? Je vais vous prendre le pull maintenant. »

Elle m'a opposé une sacrée résistance, mais j'ai réussi à m'emparer de ce maudit filé de laine et des aiguilles.

En lui versant un verre, je lui ai recommandé de quitter cette triste figure. Même si elle est charmante comme tout lorsqu'elle boude, je ne voulais pas de ça ce soir. Elle m'a demandé de lui rendre son pull. Je lui ai répondu qu'il n'en était pas question – pas au bar en tout cas.

Quand elle m'a dit que Doc était malade, je me suis senti un brin coupable. En effet, elle revenait tout juste d'une clinique vétérinaire avec son diablotin… Pauvre Doc. Pour un peu, je retirerais tout ce que j'ai dit sur le toutou de Belzébuth. *Pour un peu.*

Bref, Meredith a continué à bouder. Elle *voulait* son pull. Bon.

Je le lui ai rendu. Son chien est malade. Je ne suis pas Satan, moi, les mecs.

Nous avons bavardé encore et j'en suis venu à réaliser qu'elle ne tricotait pas simplement pour oublier la maladie de son chien. Non. Si elle tricotait à toute vitesse, c'était surtout dans l'espoir d'oublier le vétérinaire… On dirait bien qu'elle a croisé ce soir le Véto Mamour.

Meredith m'assure pourtant qu'elle a juré qu'on ne l'y reprendrait plus : les mecs, c'est fini pour elle. Ses vœux de célibat, elle les prend très au sérieux. Vrai de vrai. Sur sa liste revue et corrigée de son règlement, le célibat figure en très bonne place. Ah, oui ? Nous verrons combien de temps ça durera… Elle devrait peut-être demander conseil à ses amis Derek et Addison à propos de Véto Mamour. Ah ! Rien qu'à cette idée, elle s'est remise à tricoter plus vite.

De minute en minute, de plus en plus de monde la regardait faire – l'air incrédule ou moqueur. Mais je m'étais décidé à la laisser faire – mieux, à lui apporter mon soutien. Surtout après qu'elle m'eut confié avoir revu son père à l'hôpital le jour même… Or, nous savons ce qu'il s'est produit la dernière fois qu'elle a croisé son vieux. Pire, aujourd'hui encore, elle aurait rencontré une sœur dont elle ignorait jusqu'à l'existence…

Pfff! Il fallait que je la laisse à ses aiguilles, au moins. Et tant pis pour le nouveau règlement de mon bar ! Meredith a beaucoup à gérer. Et si tricoter l'aide à s'en sortir, qu'elle continue ! Elle est restée jusqu'à la fermeture. Avec son ouvrage. Ensuite, je l'ai raccompagnée chez elle en voiture. Pas de questions.

O'Malley renaît

L'autre nuit, alors que Meredith travaillait à son pull-des-temps-orageux, je mourais d'envie de savoir si George avait fini par appeler Callie… Je ne pouvais pas le demander à Meredith

puisqu'il ne lui adressait toujours pas la parole. Eh bien, oyez, oyez bonnes gens, le nouveau George O'Malley, tout frais, tout rose et rasé de près, est entré au bar avec nulle autre que Calliope Torres, docteur de son état !

Eh oui, mon garçon avait au bras une orthopédiste sexy et arborait une nouvelle coupe épatante. Quelle vision, les amis !

Et dire que je m'inquiétais pour lui, que j'avais peur qu'il ne s'en sorte pas… J'ai même cru qu'il ne se relèverait jamais de sa maudite nuit avec Meredith. Eh bien, par chance, je me trompais. On dirait que notre gaillard au cœur brisé est en pleine rémission.

Laissez-moi vous dire un truc : George incarne parfaitement le docteur Mamour de Callie ! Vous auriez dû les voir au bar ce soir, tous les deux ! À flirter à la table de billard, à rire devant le jeu de fléchettes, à s'envoyer des verres de tequila… C'était génial de voir George s'amuser enfin. Il était grand temps, pas vrai ?

Oh, et sa coupe ! OK, ça rappelle un peu celle d'un interne de troisième année, mais… elle lui va vraiment mieux ! Sérieusement. Tout est préférable à la coupe « hobbit ».

J'ignorais que Cristina avait finalement réussi à chasser George de l'appartement de Burke. Je savais qu'elle tentait désespérément de vivre sans lui – sans George – mais de là à imaginer qu'elle y était enfin parvenue… Dire qu'il lui a suffi de se balader à poil une nuit ! Eh oui… Burke n'a pas supporté la pensée que George ait pu reluquer les charmes de sa nana, alors il l'a jeté à la rue.

Ou plus exactement, dans les bras de Callie…

En fait, il est resté avec elle la nuit dernière. Et figurez-vous qu'elle a élu domicile dans la salle des prothèses de l'hôpital ! Quand l'infirmière Debbie va l'apprendre, elle va paniquer.

Bref, Callie vit dans les catacombes du Seattle Grace. Elle s'y est installée sans que personne ne s'en doute. Et elle joue même à des jeux vidéo dans son antre ! Sexy, non ? Voilà *précisément* le genre de nana qu'il fallait à George dans sa vie. *Surtout* après « l'Opération Meredith Grey ».

Ce soir, le couple retournera dans l'ancienne piaule de George (la maison de Meredith). Eh, il en paie toujours le loyer après tout ! Il peut donc n'en faire qu'à sa tête, non ? Cela étant, il semblait un peu nerveux à cette idée parce que apparemment, Meredith et Izzie n'apprécient pas vraiment Callie... Notre orthopédiste de rêve est sans doute un peu caustique, en effet, mais allons, mesdames... C'est une bonne chose pour George ! Un peu de respect, quoi.

J'ai hâte de voir ce qui se passera ensuite entre nos deux tourtereaux. George et Callie, mon nouveau couple favori du Seattle Grace...

Messagerie instantanée

Joe-je-sais-tout – connexion à 12 h 47

Joe-je-sais-tout :	Avis à la population : l'Ordonnatrice des Basses-Œuvres de l'Enfer se tape docteur Satan !
Debbie-la-commère :	Joe, de toutes les horreurs qui sont sorties de ta bouche, ça, c'est le pompon !
Joe-je-sais-tout :	Eh ! Désolé d'appeler un chat un chat, ma louloute ! Je te le dis, Addison Shepherd et Alex Karev s'apprêtent à se rouler dans la fange...
Debbie-la-commère :	Il n'est même pas une heure de l'après-midi ! Tu ne devrais pas être encore en train de dormir ?
Joe-je-sais-tout :	Tu crois que je ne sais faire que ça ? Dormir, me réveiller, manger, boire, servir à boire... ?

Debbie-la-commère : ... et inventer des horreurs à dresser les cheveux sur la tête ! J'oublie quelque chose ?

Joe-je-sais-tout : Tu ne sais rien de moi ! Franchement, tu es blessante, Deb'.

Debbie-la-commère : C'est toi qui m'agresses avec tes prédictions à la noix à propos de la Shepherd femelle et du docteur Satan alors qu'elles ne sont pas fondées ! Avec toi, les commérages prennent un tour malsain.

Joe-je-sais-tout : Ouille !

Debbie-la-commère : D'accord, je suis grincheuse. Désolée. Sérieusement... D'où te vient cette pensée sur Addison et Alex, Joe ?

Joe-je-sais-tout : Eh bien, puisque tu le demandes... Alex était là hier soir, à se plaindre d'Addison. Apparemment, elle lui aurait dit qu'il « lui appartenait ».

Debbie-la-commère : Qu'il « lui appartenait » ?

Joe-je-sais-tout : C'est ce que je viens de dire. Qu'il lui appartenait.

Debbie-la-commère : Eh bien, elle vient de lui confier tous ses cas gynécologiques.

Joe-je-sais-tout : Ciel ! Voilà que le docteur Satan a rejoint l'Escouade du Vagin ! MDR !

Debbie-la-commère : Et tu en déduis qu'il y aurait entre ces deux-là une sorte de tension sexuelle ?

Joe-je-sais-tout : En fait, oui. Rien qu'à entendre Alex parler d'elle... Il la déteste ! Et nous savons pertinemment que lorsqu'un sale gosse de huit ans clame qu'il hait une fille, qu'il lui tire les cheveux à la récré, c'est en général qu'il est secrètement amoureux d'elle.

Debbie-la-commère : C'est vrai. Mais il t'est déjà arrivé de te tromper.

Joe-je-sais-tout : Exact. Il m'arrive aussi d'avoir raison...

Joe-je-sais-tout – déconnexion à 13 h 01.

Mouche

Votre serviteur a eu le plaisir de revoir Mamour il y a quelques heures. Il est venu au bar, seul, s'est assis et a commandé son double scotch pur malt. Comme toujours. Cela étant, il n'avait plus tellement l'air d'un « charmant docteur ». Pour commencer, il paraissait exténué. Epuisé. Comme s'il portait le poids du monde sur ses épaules...

Le docteur Shepherd a levé son verre dans ma direction en exhalant un gros soupir mentholé... En vérité, c'est un peu comme s'il évacuait toutes les misères du monde dans un soupir à pierre fendre. Ses problèmes, ses appréhensions, ses soucis... tout, quoi !

Je lui ai demandé s'il allait bien. Il a haussé les épaules. Voyant qu'il n'avait pas le cœur à bavarder, je ne l'ai pas importuné. Et bien vite, il s'est levé pour jouer aux fléchettes.

Une chose est sûre : il sait s'en servir de ses bras ! Comme il s'y entend pour viser...

Le regard enflammé, Mamour a lancé les fléchettes comme

autant de missiles traversant les airs pour les ficher au cœur de la cible. Il n'a pas cessé de faire mouche. Quelle rage l'animait donc? Je me le demande. J'en suis réduit aux conjectures...

Quoi qu'il en soit, la journée a dû être rude à l'hôpital car mon bar est peu fréquenté ce soir par rapport à d'habitude. En vérité, mes clients réguliers me manquent. Alex m'a fait l'honneur d'une apparition, mais je ne le compte pas au nombre de mes piliers de bar préférés. Car il revient tous les soirs sans discontinuer, voilà pourquoi! Avant que quelqu'un vous manque, il faut que vous ne l'ayez plus revu depuis au moins vingt-quatre heures, pas vrai?

J'ai demandé au docteur Satan où étaient passés les autres. Sans s'avancer, il m'a répondu qu'il avait bien une ou deux petites idées sur la question...

Voyons. Le « vagin ambulant » (c'est-à-dire George) était probablement en train de griffonner distraitement dans les « donjons » de l'hôpital en compagnie de notre orthopédiste sexy, j'ai nommé Callie... Miss Bethany Whisper (Izzie) était sans doute en train de marquer des points (mot-compte-triple) avec notre ami « Cœur Mourant » (traduisez : « Denny »). Oh, et la rosse égoïste (Cristina) tentait vraisemblablement de prendre forme humaine chez le docteur Burke. Et naturellement, la poulette qui s'enivre et dort avec des types qui ne lui conviennent pas du tout (mieux connue sous le nom de Meredith Grey) était probablement sortie se taper le véto.

Mouche!

Alors *voilà* pourquoi Mamour est hors de lui, en fait! Il a dû découvrir le pot-aux-roses, au sujet de Meredith et du charmant vétérinaire!

Maintenant que j'y pense pourtant, qu'est-ce que ça peut bien fiche à Derek? Après tout, Meredith et lui sont de simples amis, non? Du genre à se confier leurs problèmes, à écumer les bars après le travail, à sortir le chien ensemble... Vous savez, ce sont des « amis ». Vrai? *Vrai!* Comme si *ça* allait durer...

Eh bien, j'imagine que Mamour s'est fatigué de darder des missiles car il a rapidement décidé de lever le camp.

Alex a continué de s'amuser, assis seul au comptoir. Enfin, en tête à tête avec sa bière… Quand je l'ai traité de « gynécologue », ça ne lui a pas plu. Eh, eh ! Ce n'est pourtant pas faux…

D'après l'infirmière Debbie, Addison continue, allègrement elle aussi, de rendre Alex dingue avec ses trucs de gynéco. Notre petit rat a cependant l'air d'en prendre son parti et de faire de son mieux face à l'adversité. Il m'a assuré qu'il pouvait encaisser tout ce que la Grande Ordonnatrice des Basses-Œuvres de Satan s'ingénierait à lui balancer… Rira bien qui rira le dernier.

Messagerie instantanée

Joe-je-sais-tout – connexion à 11 h 07

Joe-je-sais-tout :	Eh ! Comment va ton chat Skittles ?
Debbie-la-commère :	Oh, c'est un vrai petit battant ! Il a eu une attaque, mais rien de bien grave. Il en a vu d'autres, crois-moi.
Joe-je-sais-tout :	Sérieux ? Skittles, le super-chat de gouttière ! Chouette.
Debbie-la-commère :	Fiche-lui la paix ! Bon, j'ai un sacré scoop pour toi !
Joe-je-sais-tout :	Ah, oui ?
Debbie-la-commère :	Oh, oui ! En emmenant Skittles l'autre jour, j'ai parlé un long moment avec le charmant véto.
Joe-je-sais-tout :	Et tu n'as pas pu t'empêcher de lui soutirer du croustillant à propos de Meredith, je parie ?

Debbie-la-commère : L'occasion était trop belle pour ne pas en profiter, très cher.

Joe-je-sais-tout : OK. Qu'as-tu appris ?

Debbie-la-commère : Eh bien, en guise de mise en bouche, figure-toi que pour leur premier rendez-vous galant, ils ont mis au monde un poulain...

Joe-je-sais-tout : Oh là ! Qui a envie de finir couvert de sang et de placenta au bout de la nuit ?

Debbie-la-commère : Moi, j'ai trouvé ça plutôt romantique.

Joe-je-sais-tout : Bon. Quoi d'autre ?

Debbie-la-commère : Il peut parler à Meredith de sa femme.

Joe-je-sais-tout : Sa femme ? Et c'est reparti pour un tour...

Debbie-la-commère : Du calme ! Cette fois, ce n'est pas ce que tu penses. Elle est morte dans un accident de voiture il y a des années.

Joe-je-sais-tout : Oups...

Debbie-la-commère : M'est avis que nous sommes à l'aube d'une merveilleuse relation entre ces deux-là. J'en veux pour preuve qu'il se sent assez à l'aise avec Grey pour avoir envie de s'épancher.

Joe-je-sais-tout : Eh ! Mamour est et sera toujours l'âme sœur de Meredith. Ce véto a l'air bien sympa comme ça, mais... allez ! Il ne peut pas soutenir la comparaison avec le docteur Shepherd.

Debbie-la-commère :	Au moins, celui-là ne la traite pas comme une moins-que-rien.
Joe-je-sais-tout :	Tu es sérieuse ? Pour Meredith, tu préférerais le véto à Mamour ?
Debbie-la-commère :	Oui, vraiment.
Joe-je-sais-tout :	Eh bien, nous sommes donc en désaccord sur ce point.
Debbie-la-commère :	Bien !
Joe-je-sais-tout :	Bien !

Joe-je-sais-tout – déconnexion à 11 h 31.

Mamour contre le véto

Ainsi donc, l'infirmière Debbie et moi sommes en désaccord sur le meilleur prétendant pour Meredith Grey… Mon vote va au docteur Derek Shepherd, alias Mamour. Deb, elle, penche plutôt pour Finn Dandridge, alias le véto. Le premier est un neurochirurgien de réputation mondiale qui m'a sauvé la vie il y a quelques mois. Le second est un vétérinaire.

À mon sens, c'est simplissime. Permettez-moi de vous exposer clairement les faits, et de soumettre à votre appréciation une petite liste en 10 points.

 # 10

Mamour :	**Il m'a sauvé la vie.**
Véto :	**Je ne l'ai même pas rencontré, le type.**

 # 9

Mamour :	**Il sauve des gens. Des vies humaines, quoi.**
Véto :	**Il endort de petits toutous sans défense.**

 # 8

Mamour : C'est un vrai docteur. Il pourrait sauver Meredith si (à Dieu ne plaise !) elle était demain atteinte d'une maladie grave.

Véto : C'est un vétérinaire. Avez-vous déjà vu les outils que contient une sacoche de vétérinaire ? Ça ne sauverait pas Meredith...

 # 7

Mamour : Il gagne un max' de pognon.

Véto : Une fois de plus, c'est un vétérinaire. Pigé ?

 # 6

Mamour : Il laisse parfois dans son sillage des effluves de bois fraîchement coupé.

Véto : Ceux de son espèce diffusent presque toujours une odeur de renfermé habituellement associée aux animaux domestiques galeux.

 # 5

Mamour : Il a les plus beaux cheveux de ce côté-ci de l'Atlantique.

Véto : A la tête maculée de scories et de miasmes (après la naissance du poulain). Moche.

 # 4

Mamour : Il porte des blouses bleues moulantes et sexy assorties au bleu merveilleux de ses yeux.

Véto : Le bleu de travail vert bile, c'est tellement passé de mode...

 # 3

Mamour :	**Il lui a suffi de deux ou trois rasades de tequila pour fourrer Meredith dans son lit.**
Véto :	**La naissance d'un poulain, l'attitude du chic type de service, une douche, un changement de vêtements et... il n'a toujours pas conclu !**

 # 2

Mamour :	**Pas de squelettes dans le placard. À part le fait qu'il soit marié... OK, oublions ça.**
Véto :	**Une mère décédée, une épouse décédée et un père alcoolique ?**

 # 1

Mamour :	**Avis à la population ! C'est l'âme sœur de Meredith !**
Véto :	**Sérieusement ? C'est le « Mamour » suppléant temporaire de Meredith.**

Abattement, première partie

J'adore quand le gang vient au bar au complet.

Euh… Je vais formuler ça autrement.

J'adore quand le gang vient au bar au complet et que tout le monde est heureux ! À en rire aux éclats… Quand les uns et les autres se fichent des coups de coude pour savoir qui couche avec qui, qui va se faire éjecter du programme à cause de ça… Quels esprits taquins et moqueurs ! Quel bel esprit de fraternité…

Ça m'a précisément rappelé la raison pour laquelle j'ai décidé d'ouvrir l'*Emerald City Bar* à la base. Je voulais offrir aux gens un havre de paix où se détendre après de longues journées de tension

nerveuse accumulée… L'*Emerald City Bar* est un endroit gai et pimpant, accueillant, et ce grâce à ma clientèle – à condition que les gens eux-mêmes soient heureux, bien sûr !

La nuit dernière, ce n'était pas le cas. Eh oui, la fine équipe se trouvait là au complet.

Le docteur Burke et Mamour sont restés dans leur coin à jouer aux fléchettes. Tout le temps. Ils avaient l'air colérique. Agressif. Derek était furieux contre le véto et Burke en rogne contre Cristina. Quelle misère… À propos, ne sont-ils pas constamment en compétition sur leur lieu de travail ? Pourquoi les fléchettes ? Détente et relaxation, voilà pourquoi.

Les filles – Meredith, Cristina et Izzie – n'arrivaient pas à détacher les yeux de la partie hostile qui se jouait devant elles. Meredith enrageait que Mamour l'ait traitée comme une moins-que-rien. Oh, et son chien est toujours malade. Son état semble empirer d'ailleurs. Bon. Elle a des raisons d'être revêche. Je la laisse à sa misère.

Cristina était bouleversée que Burke ne lui pardonne pas de s'être endormie pendant un de leurs câlins au lit… Sérieusement ? Elle ne peut pas lui en vouloir d'être en colère après un tour de cochon pareil, tout de même ! Bref. Burktina a encore du chemin à faire. Quoi de nouveau sous le soleil ?

Histoire de ne pas être en reste, Izzie s'est mise dans tous ses états dès qu'Alex a refait son apparition au bar. Il fallait bien qu'il se mette quelqu'un à dos, lui aussi…

Et naturellement, quand elle l'a traité de « gynécologue », il a vu rouge. Ha, ha ! Désolé, ça me fait rire à chaque fois…

Peu après, George et Callie se sont installés à leur place habituelle. Je me suis dit : « *Enfin des gens qui ne nagent pas dans la tristesse…* » Ces deux-là ont l'air de vouloir entretenir une relation sérieuse, et j'en suis ravi pour George. J'espère que leur idylle survivra au Seattle Grace car, croyez-moi, cet hôpital semble être un parfait « tue-l'amour » entre garçons et filles…

Mais la bonne humeur de George et de Callie s'est vite dissipée.

Sans doute parce qu'ils n'ont pas franchement reçu un accueil chaleureux à leur arrivée. Quelles sales garces elles peuvent être, Meredith, Cristina et Izzie ! Attention, ne vous y trompez pas : je les aime follement ! Mais entre nous... Callie mérite une petite chance, non ? George semble sincèrement la comprendre.

Eh oui, la nuit dernière, le gang était venu au grand complet... dans toute son affreuse gloire misérable ! Aussi amusant que ça puisse être, je préfère tout de même bien mieux lorsque tout le monde est heureux.

Abattement, deuxième partie

Je devrais vraiment mettre mon blog à jour... Alors voilà, jusqu'à il y a cinq minutes, la nuit était d'un calme... Il ne se passait rien. Par chance, j'ai donc le temps d'écrire un peu...

Le plus drôle, c'est que ce matin encore, je parlais dans mon blog d'« abattement »... Eh bien, les amis, le plus misérable des saligauds vient juste de quitter mon bar. Appelons-le Monsieur le Psycho complètement Barré... ou Psycho Barjo.

Notre Psycho Barjo a surgi ici comme un diablotin alors que je nettoyais une table. Je me sentais terriblement seul et abandonné, faute du *moindre* client à l'horizon... Sérieux ! L'endroit était désert. Même le juke-box restait muet. *Yep*, juste moi et le bar... Je me suis dit qu'il devait encore s'en passer de belles, au Seattle Grace. Quoi de nouveau sous le soleil, hein ?

Bref, je ne l'avais encore jamais vu celui-là, notre Psycho complètement Barré... On aurait dit qu'il venait de percuter un train. Littéralement... Il tremblait, suait à grosses gouttes, avait des fringues crades... Et il puait déjà l'alcool à cent mètres. Quelle loque humaine !

Il a foncé sur moi et m'a demandé une vodka tout de go. J'ai répondu par un mensonge : le bar allait fermer. Il a insisté. En hurlant à pleins poumons... Je n'ai pas cédé. En ce qui me

concerne, il était hors de question que je pose un verre devant cet infâme laideron puant.

J'allais appeler de l'aide lorsque, très calmement, Psycho s'est assis au comptoir. Et d'une voix grave, à la limite du sépulcral, il a ajouté :

— Monsieur, j'ai vraiment besoin d'un verre.

Comme ça. Tout simplement.

Quelque chose, dans son ton, m'a mis mal à l'aise. Et que fait Joe quand il est mal à l'aise ? Il parle. Ciel, ce qu'il papote ! Alors, voilà... Je lui ai parlé. Il fallait que j'en sache plus sur lui. Ou, tout du moins, que j'arrive à le calmer avant qu'il ne reparte.

Il s'est avéré qu'il travaillait dans un restaurant, non loin d'ici. Ou en tout cas, il y avait travaillé... jusqu'à aujourd'hui. Eh oui, le pauvre bougre venait de se faire virer. Jeté à la rue par le directeur...

Je me suis mis à le prendre en pitié. Il n'arrêtait pas de me seriner avec sa famille. Quel bon époux et quel bon père il faisait... Maintenant qu'il avait perdu sa place, il ne pouvait plus assurer la subsistance des siens. Dieu, qu'il était misérable !

À ce moment, il m'a redemandé à boire. Et je ne le servais toujours pas. J'ai offert de lui appeler un taxi, il a refusé. En me regardant droit dans les yeux, il a soufflé :

— Vous avez déjà tiré sur quelqu'un ?

OK, ce type était aussi malveillant.

C'est alors que mon imagination a pris le maquis... Une idée fixe s'est imposée à moi : le mec pouvait très bien être du genre à séquestrer de pauvres femmes au fond d'un puits creusé au sous-sol en balançant des trucs du style : « On met de la crème sur sa peau... » !

Sérieusement ? Sérieusement.

La possibilité que notre Psycho Barjo soit effectivement un psychotique pur jus fou à lier commença à se faire jour en moi. J'avais eu la chance de survivre à une opération en arrêt cardiaque hypothermique. Mais... et si ma bonne fortune m'abandon-

nait brusquement ? Si *je* finissais au fond du puits ? Et si c'était à mon tour de m'enduire de crème ? De me faire découper en petits morceaux par Hannibal le Cannibale ? *Moi*, Joe le barman ?

Je l'ai prié de sortir.

Il m'a demandé pourquoi.

J'ai dégluti. Péniblement. Dans ce silence de mort, ça a dû s'entendre à l'autre bout de la salle (même s'il n'y avait personne pour entendre...).

Psycho a simplement précisé que le Seattle Grace se trouvait en face.

— Et après ?

Psycho a alors voulu savoir si j'étais au courant de la fusillade.

— De la fusillade ?

Est-ce que je connaissais un dénommé Brad ?

— Brad ? Mon pote, de quoi parlez-vous ?

L'apostrophe « mon pote » ne lui a pas plu des masses...

— Mon nom est Petey ! a-t-il lancé avant de bondir de son siège et de sortir en courant.

Oui. Notre Psycho Barjo était réellement dingue *et* psycho. Qui diable pouvait être ce type ? Petey comment ? Mais au fond, vous savez quoi... Je n'ai même pas envie de le savoir... Enfin, si...

Messagerie instantanée

Joe-je-sais-tout – connexion à 22 h 38

Joe-je-sais-tout : OK. Dis-moi ce qui retient tous mes internes favoris loin de mon bar ce soir... Il n'y a pas un chat ici ! Je n'ai même pas eu le plaisir de revoir docteur Satan, c'est dire !

Joe-je-sais-tout : Je me sens tellement seul...

Joe-je-sais-tout :	Deb' ?
Joe-je-sais-tout :	Tu es là ?
Debbie-la-commère :	On vient de tirer sur le docteur Burke.
Joe-je-sais-tout :	Quoi ?
Debbie-la-commère :	Un fêlé vient de braquer un restaurant puis de faire irruption à l'hôpital pour canarder encore plus de gens…
Joe-je-sais-tout :	Eh, une minute ! C'est le type employé au restau ?
Debbie-la-commère :	Tout juste. Viré de son boulot aujourd'hui même. Il est venu ici à la recherche du gérant qui venait de le lourder. Fou à lier, celui-là !
Joe-je-sais-tout :	Petey…
Debbie-la-commère :	Petey.
Joe-je-sais-tout :	Ce misérable psycho frappadingue a flingué le docteur Burke ?
Debbie-la-commère :	Et bien d'autres aussi. Avant de retourner son arme contre lui.
Joe-je-sais-tout :	Burke n'est pas gravement blessé ?
Debbie-la-commère :	Difficile de se prononcer pour l'instant. Joe, ici, c'est l'affolement. Je dois y retourner.
Joe-je-sais-tout :	Naturellement. Rappelle-moi à la seconde où tu pourras souffler.

Joe-je-sais-tout – déconnexion à 22 h 44.

Quand le chat n'est pas là...

OK, je flaire de faux papiers d'identité à un kilomètre. Donc, si vous avez moins de vingt et un ans, inutile de venir me casser les pieds. Sérieux. De temps à autre, des gamins se pointent avec leurs fac-similés à la noix. Et chaque fois, je dois les ficher dehors, que ça leur plaise ou non. Ah, les mectons… ! J'étais déjà derrière mon comptoir quand vos mères vous mettaient au monde ! Je sais tout de même de quoi a l'air un authentique permis de conduire.

Eh bien, ce soir encore, ma patience a été mise à rude épreuve. J'ai d'abord dû me coltiner Psycho le Barjo. Puis il m'a fallu composer avec le fait navrant que je l'avais apparemment laissé filer dans la nuit pour qu'il aille arroser l'hôpital de plomb… *à commencer par le docteur Burke !* Et il y a moins d'une heure, j'ai dû affronter une horde de morveux qui prétendaient me siffler de la bière et de la tequila…

Et moi qui croyais que la nuit allait être d'un ennui mortel… Voilà ce qui s'appelle se tromper sur toute la ligne. Dieu, quel soulagement que le bar soit enfin fermé et moi, de retour à la maison !

Alors que je venais de laisser filer un tueur fou, donc, deux sales boutonneux de lycéens sont entrés et ont pris une table. Riant sous cape, je les ai observés une bonne minute. D'ailleurs, j'avais bien besoin de décompresser. Après l'épisode de Psycho le Barjo, vous savez… Qui aurait pu deviner qu'il était armé et allait foncer au Seattle Grace ?

Bref, je lance aux deux morveux :

— Et pour vous, les garçons, ce sera quoi ?

Ils se sont regardés en se marrant.

— Deux bières.

J'ai demandé à voir leurs papiers d'identité. Ils m'ont tendu deux des pires imitations qu'il m'ait été donné de voir… Sérieux ! Ah, ces petits blancs-becs des banlieues… À en croire leurs

papelards, l'un s'appelait Kumar Daftuar et l'autre Amish Katari. Je leur ai jeté leurs faux sur la table en les priant de déguerpir.

Quatre autres sales mioches ont débarqué. Puis six de plus. Puis encore deux ados aux cheveux rebelles. Par l'enfer, que se passait-il maintenant ? Je suis barman, pas baby-sitter !

Apparemment, ces mômes arrivaient tous du même endroit que ma clientèle habituelle : le Seattle Grace. Et c'étaient les amis de Camille Travis – la nièce du chef de service.

Ce soir, Camille vient d'être admise à l'hôpital après s'être évanouie à un bal d'étudiants au cours d'un rapport sexuel (son premier !)... Pauvre petite... J'imagine la tête qu'a dû faire le chef de chirurgie lorsqu'il a découvert pourquoi sa nièce était aux urgences. J'espère que le petit ami de Camille s'en est bien tiré.

Un des lycéens m'a dit qu'elle faisait une rechute (elle souffre d'un cancer des ovaires). Voilà pourquoi ils voulaient tous lui rendre visite à l'hôpital. Mais le chef de service les a fichus dehors. La pauvrette – quel embarras ! –, elle a manqué le bal, elle a le cancer... et vous venez de renvoyer tous ces gosses dans leurs pénates ? Pas cool, oncle Richard...

Sensible à leurs problèmes, je leur ai proposé de rester s'ils voulaient. Ils ne désiraient pas retourner à leur promo. Ils n'avaient nulle part où aller. En outre, j'en avais marre de rester seul dans mon bar. Eh, ces pauvres lycéens valaient toujours mieux qu'un tête-à-tête avec Psycho le Barjo !

Je les ai dûment avertis que *je ne leur servirais pas d'alcool.* Ils se rappelaient sûrement l'ère de la prohibition et le mouvement de tempérance enseignés en cours d'histoire, non ? Certains de ces blancs-becs, oui.

Je n'ai pu m'empêcher de leur demander s'ils avaient croisé Meredith, Izzie, George, Alex ou Cristina à l'hôpital. Hélas, non. Autrement dit, ces cinq-là sont sur un gros coup. Un *gros*...

La nuit du bal de promo

Ce soir, à l'hôpital Grace, il va y avoir une promo. Oui, vous avez bien lu ! Une promo... Une vraie de vraie de lycée, avec les pires musiques et des ballons gonflés à l'hélium... D'ailleurs, ce n'est pas ça qui manquera, des ballons...

Dès que j'ai vu Alex franchir le seuil de mon établissement plus tôt dans l'après-midi, j'ai su qu'il se tramait encore un truc dingue. Il a surgi comme un fou en suppliant qu'on lui serve à boire... Une bière, par pitié ! Une toute petite, histoire que « les agneaux s'arrêtent de bêler ». Oh là, il était sérieusement atteint, là...

En chemin pour récupérer des ballons, il arrivait tout juste de l'hôpital. J'imagine qu'oncle Richard se sentait coupable d'avoir renvoyé les amis de sa nièce la nuit dernière, et qu'il les rappelait pour la promo du siècle.

Bref, Alex avait bien besoin d'un verre avant de retourner à ses ballons. Blanc, noir, argent... Noir brillant, attention, pas mat. Et un réservoir d'hélium. Pas question qu'Alex l'oublie, le réservoir... Oh, et le papier, la peinture, la colle, le gros scotch, la déco scintillante... Sérieux ? Je la lui ai servie, sa bière. Et c'est moi qui régalais.

Il paraît que Bailey a tout organisé. Naturellement... Ma curiosité piquée au vif, j'ai posé des questions... Alex allait acheter six cents ballons. Pour un bal de promo à l'hôpital... Pourquoi Bailey le forçait-elle à courir tout acheter ? Quoi qu'il ait pu se passer, ça devait être vraiment moche...

J'ai demandé à Alex ce qu'il avait bien pu faire pour en arriver là.

Il m'a assuré que *lui* n'avait rien fait. Mais *quelqu'un* en revanche a sectionné un des tubes de l'appareillage cardiaque de Denny Duquette. *Quelqu'un* voulait que son état empire afin qu'il passe en tête de la liste des dons d'organes, et qu'il ait en priorité un nouveau cœur.

Quelqu'un ? Quelqu'un.

La seule suspecte possible? Izzie Stevens, bien sûr. Allons! Tout le monde sait qu'elle en pince pour Denny. Alex allait répondre, quand il s'est ravisé avec un haussement d'épaules. Bien. Je n'avais pas vraiment besoin de me l'entendre confirmer. Je comprenais. Nous étions en plein *Fight Club*... Les copains se serraient les coudes. Personne n'irait dénoncer personne.

Le bon côté de l'histoire, c'est que Denny a eu sa greffe. Et... il survit. Après tout ça, s'il avait succombé... vous imaginez? Izzie ne l'aurait sans doute pas supporté. J'en frémis rien que d'y penser.

Bon. Meredith, Cristina, Izzie, George et Alex sont tous mouillés là-dedans. Bailey doit blêmir! Et le chef de service, furieux. Oh, Dieu, l'ambiance au Seattle Grace n'est sûrement pas au beau fixe!

J'ai demandé à Alex comment allait le docteur Burke. Il m'a répondu que Shepherd l'avait opéré des heures plus tôt. À l'entendre, l'intervention n'allait pas de soi... Le pauvre aurait pu subir des lésions nerveuses irréversibles. Et devinez quoi? Cristina ne s'est pas encore rendue à son chevet! Bon sang, ces deux-là ont vraiment besoin de s'expliquer! Yang a une grande gueule, mais dès qu'il s'agit de problèmes graves, elle a trop tendance à prendre la tangente. Elle devrait se corriger un peu. On parle de son amoureux, pas vrai? Elle pourrait lui apporter son soutien, lui témoigner son amour, non? Se montrer humaine, quoi...

Alex a fini sa bière, inspiré à fond... Mission ballons! Il ne pouvait plus y couper. Il lui fallait en outre aller chercher son costume. Mais j'y pense... Lui aussi était de la fête? Il faut croire que *tout le monde* doit se pointer au bal de promo! Ordres du grand chef. Et ce n'est pas le moment de se faire mal voir du grand chef.

Sérieusement? Mec, la nuit de la promo, ça craint...

Paroles

Les promos, c'est vraiment surfait. D'ailleurs, ça devrait figurer parmi les gros mots.

On passe des semaines sinon des mois à se préparer pour le grand événement. C'est censé être le plus beau jour de votre vie, ou presque. Les amis, la rigolade, la musique, la danse... L'étoffe des promos, pas vrai ? Les meilleurs souvenirs, paraît-il...

Et au bout de la nuit, vous vous retrouvez avec quoi ? Une gueule de bois parce que c'était tout de même la première fois que vous pouviez ingurgiter de l'alcool et que votre pote Chris vous a poussé à goûter neuf différentes vodkas dans une sorte de compétition archi-idiote que vous n'auriez jamais dû faire... Inutile de dire que vous n'êtes pas près de reprendre de la vodka ! Ensuite, vous avez vomi sur la robe de votre petite amie – celle que sa mère a passé des années (non des semaines, ni des mois, mais bien des *années)* à coudre !

Yep. Voilà les souvenirs de promo de Joe le barman. Chaque fois que j'entends « vodka tonic », j'en frémis encore.

Bref, je n'ai pas franchement pris un pied d'enfer au bal de promo. Ma « fiancée » d'alors étant aussi ma meilleure amie, elle a fini par me pardonner. Sa mère, jamais.

J'ai raconté ma pathétique expérience au docteur Callie Torres, avec l'espoir de lui soutirer un sourire. Elle avait besoin de se changer les idées, croyez-moi.

Callie n'était pas plus tôt installée au comptoir qu'elle a commandé trois verres de tequila. Je les ai alignés devant elle. Puis elle en a demandé deux de plus : un pour elle, un pour moi. Mec, j'adore cette nana !

Elle avait l'air sexy. Petite robe noire moulante, talons hauts... *Tellement* différente de la Callie que je connais bien ! Elle m'a dit qu'elle s'était également épilé les jambes. OK, que diable se passait-il ? Le bal de promo avait été moche à ce point ?

Pour elle, oui, apparemment.

J'ai commencé à découvrir des aspects plus doux de sa personnalité. Elle a été humiliée ce soir. Elle venait d'avouer ses sentiments et le type – George, pour ne pas le nommer – ne lui a rien répondu... Et qu'il n'ait pas prononcé ces fameux mots le lui rendait bizarrement encore plus cher à son cœur.

Avouer trop tôt à quelqu'un qu'on l'aime n'a rien de drôle. Surtout pour celui ou celle qui se déboutonne. Et se ramasse... J'ai répondu à Callie qu'elle devrait simplement en prendre son parti. À quoi bon être embarrassé par les élans de son cœur? Après tout, ses sentiments faisaient d'elle ce qu'elle était. Et la rendaient humaine. Il faut croire qu'au Seattle Grace, on ne conserve son humanité qu'au prix d'une lutte farouche...

Après avoir bu un whisky sec, Callie s'est longuement épanchée...

Denny Duquette est mort.

Hein? *Quoi?*

Denny Duquette est mort.

À cette nouvelle, mon estomac a dégringolé au fond de mes chaussettes. D'accord, je ne l'ai jamais vu le type... C'est pourtant comme si je l'avais connu.

À l'hôpital, je sais qu'on le considérait comme un chic type qui faisait sourire tout le monde. Cristina me l'a dit – elle qui jugeait ça méprisable, évidemment. Et il avait un débit un peu traînant. Ça, je le tiens d'Alex. Et je sais aussi qu'il aimait les chevaux. Par Izzie. Oh, ciel, Izzie...

D'après Callie, ce n'était pas beau à voir. Izzie a refusé de quitter Denny. Je n'ose imaginer la scène... Elle, dans sa belle robe de promo, serrant la dépouille mortelle de Denny Duquette... Alex aurait réussi à l'arracher au cadavre et à la consoler. Ironique, non? Docteur Satan à la rescousse...

Émue aux larmes, Callie a rassemblé ses affaires. Pour la première fois depuis bien longtemps, je l'admets, j'en restais sans voix. Quelle nuit... Pour tout le monde.

— Et je ne vous parle même pas du couple en train de faire

l'amour dans une salle de consultation…, a ajouté Callie dans un souffle.

Quoi? Une petite minute… Que disiez-vous à l'instant, docteur Torres?

Un couple? En train de faire l'amour? Dans une salle d'examen? Sérieux?

Quelque chose, dans le ton de Callie et dans son expression, m'a amené à croire que le couple surpris sur le fait n'aurait pas dû… se former à la base. Sans parler du lieu incongru – mais là n'était pas le problème. Non, il venait plutôt du statut des deux amants, marié pour l'un, maquée pour l'autre… avec un véto…

Eh oui! Je parierais mon établissement tout entier que Meredith et Derek ont finalement sauté le pas cette nuit, les vauriens! Et la seule et unique personne au parfum? Nulle autre que celle qui se tenait devant moi, fin soûle…

Mais qu'est-ce que ça veut dire, tout ça? Derek va-t-il quitter Addison? Et Meredith tout avouer à son véto? Derek et Meredith se remettront-ils finalement ensemble? Tant de questions… Par malheur, je ne risque pas d'avoir les réponses tout de suite, car Callie vient de murmurer qu'elle allait vomir…

Assez parlé. Sérieusement.

Messagerie instantanée

Joe-je-sais-tout – connexion à 2 h 17 du matin

Joe-je-sais-tout :	Allô ? Quel est le deal ?
Debbie-la-commère :	Chut !
Joe-je-sais-tout :	Deb' ? Nous sommes à notre ordinateur, toi et moi, pas en train de parler à haute voix, que je sache ! Tu ne peux pas m'entendre. « Chut » toi-même !

Debbie-la-commère : Tu te rappelles ce déraillement il y a quelques mois ? Et l'homme et la femme embrochés sur une barre en fer ?

Joe-je-sais-tout : C'était triste, oui... je m'en souviens. Quel rapport avec la choucroute ?

Debbie-la-commère : Eh bien, il avait fallu choisir lequel des deux sauver et lequel sacrifier. L'homme ou la femme. Nous étions dos au mur. La pire décision que quiconque ici ait jamais eu à prendre... C'est ce que je m'étais dit à l'époque.

Joe-je-sais-tout : Je comprends.

Debbie-la-commère : Eh bien, j'avais tort.

Joe-je-sais-tout : Deb', que pourrait-il y avoir de pire que ça ?

Debbie-la-commère : Choisir entre le docteur Mamour et le charmant véto...

Joe-je-sais-tout : Oh, je vois ! Meredith se retrouve à hésiter entre les deux en ce moment même ?

Debbie-la-commère : Littéralement ! Dans le hall d'entrée. Tous deux sont en train de l'appeler...

Joe-je-sais-tout : Et vers qui penche-t-elle ?

Debbie-la-commère : Aucun des deux pour l'instant.

Joe-je-sais-tout : Qui regarde-t-elle dans les yeux ?

Debbie-la-commère : Je ne peux pas voir aussi loin.

Joe-je-sais-tout : À quoi tu sers, alors ?

Debbie-la-commère : Attends ! Je perçois un mouvement...

Joe-je-sais-tout : Qui ? Qui ?

Debbie-la-commère : Argl ! Mon biper vient de sonner ! Je dois y aller, je reviens tout de suite.

Joe-je-sais-tout : Non, sérieusement, tu ne peux pas me laisser comme ça !

Joe-je-sais-tout : Deb' ?

Joe-je-sais-tout : Allô ?

Joe-je-sais-tout : Et merde !

Joe-je-sais-tout – déconnexion à 2 h 24 du matin.

Dernières commandes

Jusqu'ici, l'année aura été drôlement mouvementée à l'*Emerald City Bar*... Je me suis fait de nouveaux amis, j'ai perdu d'anciens potes, entendu des histoires incroyables, j'y ai parfois joué un rôle, ai contribué aux événements, en ai été la cause... Bon, j'arrête là ! Le plus drôle, c'est que l'année n'est pas terminée. En fait, je dirais même qu'elle commence à peine !

Les événements des six derniers mois ne cessent de tourner dans ma tête... Qui aurait cru un instant que je resterais assis là, l'estomac serré, à me répéter qu'Izzie Stevens abandonne le programme... Eh oui, l'infirmière Debbie vient de me le confirmer. Izzie se voyait bien en chirurgien, mais elle se dit maintenant qu'elle avait tort.

Ex-mannequin il y a six mois encore, Izzie avait l'ambition de réussir dans le petit monde de la chirurgie. Six mois plus tôt, je ne l'aurais jamais prise pour quelqu'un qui baisse les bras. Mais je ne l'aurais jamais crue non plus capable de s'éprendre à ce point

d'un patient mourant, de lui sacrifier sa carrière médicale ni de regarder expirer l'homme de sa vie… C'est d'un triste…

Malgré tout, je n'ai pas perdu foi en Izzie. C'est une battante. Une survivante pleine de ressources. C'est Izzie Stevens ! Pas question qu'elle joue les psycho-dingues avec moi !

Et puis il y a toujours cet imbroglio entre Meredith, Derek et le véto…

Si Meredith et Mamour se sont vraiment envoyés en l'air cette nuit dans une salle de consultation (ce dont je doute encore), alors ils auront *beaucoup* d'explications à fournir. L'un à l'autre, pour commencer.

Tôt ou tard, il fallait bien que ça arrive, j'imagine. Quelle misère qu'il soit marié… Il ne pourra pas le cacher longtemps à Addison. Ni Meredith à Finn. Je sais que son chien vient de mourir, mais… allons ! Des galipettes avec Mamour dans une salle d'examen ? Meredith aurait dû s'en tenir au tricot.

Je suis content d'apprendre que George et Meredith s'adressent de nouveau la parole. Ces jours-ci, ils seraient même capables de s'asseoir à la même table à la cafétéria. Génial, non ? Pour eux deux, Meredith *et* George.

Ah, le pauvre… Ces deux ou trois derniers mois, il en a vu de toutes les couleurs. Et encore, c'est un doux euphémisme. Des interventions qui se passent mal, des coucheries qui tournent au cauchemar, une coupe de cheveux à tomber à la renverse… Mec, c'est carrément depuis six mois que George O'Malley n'est pas à la noce ! J'espère que Callie continuera de le changer en mieux. Eh, elle lui a déjà arrangé son affreuse coupe ! J'espère aussi que les amis de George accepteront finalement Callie en lui donnant sa chance. C'est une nana géniale !

Et n'oublions pas Cristina et le docteur Burke… Ou plutôt, Preston, mon héros. Il a opéré une dinde ! J'ai assisté à l'opération ! Il a également contribué à me sauver la vie. C'est une légende vivante de la chirurgie ! Une misérable plaie par balle ne ruinera pas sa carrière, pas question ! Il s'en remettra sans peine.

Cela dit, il fichera peut-être dehors cette garce de Cristina, mais ça, c'est une autre histoire.

À ce qu'on m'a dit, il lui a fallu une éternité pour se décider à aller voir son amoureux convalescent ! Même George s'est rendu au chevet de Burke avant qu'elle ne le fasse… Cette fille a vraiment besoin de se reprendre en main. Sérieusement. Jouer les filles amères et glaciales, ça va bien cinq minutes. Au bout de la sixième, ça n'a plus rien de drôle – ni d'attirant.

Je me demande ce que pensent le docteur Bailey et le chef de service maintenant qu'ils savent sans l'ombre d'un doute qui a coupé le tube de l'appareillage cardiaque de Denny. Si ces six derniers mois sont une quelconque indication de ce que nous réservent les six prochains, je ne suis pas certain d'y survivre. Que va-t-il encore se passer ?

Mon petit doigt me souffle que d'ici la fin de l'année, ce sera chaud à l'*Emerald City Bar* ! Certains voudront noyer leurs problèmes dans la tequila… Par pichets entiers, que dis-je, par cuves ! Ah, je l'admets, je vais adorer chaque minute !

Les cocktails spéciaux de l'Emerald City Bar

Voici quelques-uns de mes cocktails favoris… baptisés comme il sied en l'honneur de mes chouchous du Seattle Grace. Et si vous avez plus de vingt et un ans, les mecs, éclatez-vous bien !

L'Aventure d'Un Soir de Meredith

Meredith et la tequila ont ceci en commun : une saveur farouche ! Les deux sont délicieux comme le péché ! Mais il faut l'admettre : ce cocktail est terriblement bon !

1 ¾ once [soit 28 cm^3] de tequila
¼ once de triple sec
Le jus d'un ½ citron

1 cuiller à café de sucre
1 cuiller de glace pilée
1 tranche d'ananas

Mélangez tous les ingrédients dans un shaker, sauf la tranche d'ananas (qui servira de décoration). Versez le liquide obtenu dans un grand verre. Et savourez ! C'est encore meilleur dans un bar bondé de neurochirurgiens sexy en diable… On se sent un peu d'humeur folâtre, pas vrai ?

Le limier Yang

La vodka est un des alcools les plus francs en bouche et les plus forts du marché. Si vous en buvez assez, au petit matin, vous comprendrez très bien ce que je veux dire… Cette boisson-là est un peu amère sur les bords… Pas étonnant que je l'aie baptisée du nom de l'amour de ma vie : Cristina Yang !

1 ¼ once de vodka
½ once de xérès sec
4 onces de jus de tomate
2 traits de jus de citron
1 pincée de sel et de poivre blanc
1 tranche de citron

Mélangez tous les ingrédients dans un grand verre rempli de glace. Mixez bien puis décorez d'une tranche flottante de citron. Nez pincé, goûtez une première gorgée… Voyez ? Celle-là n'a jamais peur de faire saigner un peu ses rivaux…

Izzie Stevens ou le Daïquiri Pêche

Je sais ce que vous vous dites : les Daïquiris, c'est pour les chochottes. Mais vous ne devriez pas sous-estimer la force de cette petite boisson… Bon, c'est joli et fruité… et alors ? On s'en fiche ! Sacré nom d'un chien, elle mérite de faire partie de ce programme d'internat ! Hum… Je veux dire, cette boisson mérite de figurer au menu !

2 onces de rhum léger
½ pêche pelée bien mûre
Le jus d'¼ de citron
1 cuiller à café de sucre
1 cuiller de glace pilée
Et une de ces jolies petites ombrelles décoratives

Passez au mixeur tous les ingrédients (sauf l'ombrelle !), puis versez dans un grand verre à cocktail en posant l'ombrelle au-dessus. Et matez un peu cette jolie décoction ! Maintenant, buvez… Je vous l'avais bien dit qu'il ne fallait pas la sous-estimer !

Le O'Malley

On appelait autrefois le gin « l'alcool des masses ». Les riches et les pauvres, les jeunes et les vieux… Le gin était leur meilleur ami. Un peu comme notre gentil O'Malley – le pote d'un peu tout le monde… Nous avons tous besoin d'amis comme le gin et comme George dans notre vie.

1 ½ once de gin
1 cuiller à café de miel
1 cuiller de glace pilée
Jus de citron

Passez les trois premiers ingrédients au mixeur, puis filtrez dans un verre à cocktail bien réfrigéré. Ajoutez du jus de citron à volonté. Et maintenant, serrez bêtement votre meilleur ami dans vos bras !

Docteur Satan

Alex Karev a une grande gueule, mais j'aimerais bien le voir boire plus que deux ou trois de ces petites bombes…

1 once de rhum fort – à haute teneur en alcool (mauvais, je vous dis !)
¼ once de jus de citron
Le jus d'½ citron

1 trait de grenadine
1 pincée de sucre
1 cuiller de glace pilée
Club soda

Passez au mixeur tous les ingrédients à l'exception du soda. Versez le tout dans un grand verre (genre bière Pils), puis ajoutez le soda. Il est très possible que dès le lendemain matin, ce soit moi que vous surnommiez : « Docteur Satan »… J'aimerais qu'Alex se présente aussi avec un avertissement comme celui-là !

McScotch

Le scotch… voilà une boisson d'homme ! Navré, mesdames. Mais c'est la vérité. Les adeptes du scotch sont des adeptes de la pêche à la mouche. Des bûcherons. Des types en flanelle vivant en caravane tout en réfléchissant aux sentiments complexes des belles femmes qui les entourent… Un peu comme notre docteur Fol Amour, voyez. C'est aussi le genre d'homme à apprécier ce qui suit :

3 onces de scotch
½ once de vermouth doux
½ once de vermouth sec
1 cuiller de glace pilée
1 citron pelé de la façon la plus virile possible

Versez le scotch et le vermouth dans un verre Collins réfrigéré. Ajoutez la glace pilée et remuez. Parez le rebord du verre de votre pelure de citron. Puis dégustez (sans hâte). Quoi ? Voilà que vous prend l'envie de courir à la rivière pêcher une belle grosse truite pour votre belle ? Mission accomplie.

Burktini

Simple, lisse, élégant et raffiné, mon cher docteur Burke fait un merveilleux martini. D'autant que le verre de martini est aussi emblématique que son calot de chirurgien.

2 ½ onces du meilleur gin que vous puissiez acheter
1 trait de vermouth
1 brochette de 2 grosses olives

Remplissez un mixeur transparent de quatre glaçons – pas plus. Versez le vermouth et remuez à trois reprises – précisément. Filtrez le vermouth. Ajoutez le gin à la glace et touillez exactement 30 fois. Filtrez dans un verre à martini de 3 onces sur les olives. Pour faire un Burktini digne de ce nom, il vous faut suivre cette recette *à la lettre*. Il s'agit d'une science exacte qui demande de se montrer aussi précis que lorsque Burke opère.

Le Bourbon au citron de Bailey

Elle est à part. Elle est puissante. Sérieusement, ne vous la mettez pas à dos ! Si vous n'y prenez garde, le docteur Bailey vous bottera l'arrière-train. Tout comme ce cocktail :

2 onces de bourbon
Le jus d' ½ citron
½ cuiller à café de sucre
1 cuiller de glace pilée
1 tranche d'orange

Mélangez les ingrédients dans un mixeur. Excepté la tranche d'orange, naturellement ! Filtrez dans un verre réfrigéré et garnissez de la tranche d'orange. Ne vous inquiétez pas, vous vous ferez très vite à cette pointe d'amertume. En tout cas, les internes de Bailey s'y habituent…

L'Addison's Julep

Ça ne vous éclate pas quand, de but en blanc, quelque chose se produit (ou quelqu'un survient) et flanque une pagaille monstre ? Juste histoire de rafraîchir tout ça dans un grand vent (mentholé) de fleurs ?

6 feuilles de menthe
1 cuiller à café de sirop de sucre
3 onces de bourbon
1 cuiller de glace pilée
Du champagne brut
1 brin de menthe

Mélangez le sirop, les feuilles de menthe et la glace dans un grand verre couleur saumon. Versez le bourbon et remuez vivement. Encore un peu. Super ! Ensuite, versez sur la concoction le champagne brut bien frappé. Remuez (plus doucement cette fois) puis décorez avec le brin de menthe restant. Et trinquez à votre mariage !

Le Cap Cod du Chef de Service

En voici une qui circule depuis bien longtemps :

3 onces de jus d'airelle
3 onces de jus de raisin blanc

Versez les ingrédients dans un verre réfrigéré (sur de la glace). Et voilà. Tout simple, tout bête. Notez bien qu'il n'y a pas d'alcool dans cette boisson-là. Car la dernière chose dont le chef de chirurgie du Seattle Grace ait besoin, c'est bien d'une gueule de bois ! Sans parler de cette petite rumeur à propos de Webber et d'une relation passionnelle qu'il aurait jadis entretenue avec l'alcool – hé, vous n'avez qu'à lire mon blog, les mecs !

Achevé d'imprimer sur les presses de

BUSSIÈRE

GROUPE CPI

à Saint-Amand-Montrond (Cher)
en mai 2007

FLEUVE NOIR
12, avenue d'Italie
75627 Paris Cedex 13

— N° d'imp. : 072020/1. —
Dépôt légal : juin 2007.

Imprimé en France